常见疾病
护理知识小百科

主　审　张大宏
主　编　陈肖敏　葛俐俐
副主编　过湘钗　裘文娟　张荀芳　朱　薇
编　者（以姓氏笔画为序）

马　黎　王元姣　王莉萍　石爱丽　叶惠琴

申屠敏姣　过湘钗　朱　薇　刘明晨　杜丽萍

张　丽　张红娟　张荀芳　陈肖敏　陈春英

金卫群　钦晓英　钭晓帆　俞　平　俞　燕

俞永美　贾　勤　钱文丽　徐青丽　翁　勤

章小飞　梁红霞　葛俐俐　董　敏　蒋　怡

傅丽琴　谢屹红　谢雨晴　裘丹英　裘文娟

人民卫生出版社
·北 京·

版权所有，侵权必究！

图书在版编目（CIP）数据

常见疾病护理知识小百科/陈肖敏，葛俐俐主编
. —— 北京：人民卫生出版社，2021.10
ISBN 978-7-117-32185-3

Ⅰ.①常… Ⅱ.①陈…②葛… Ⅲ.①常见病－护理
Ⅳ.① R47

中国版本图书馆 CIP 数据核字（2021）第 204559 号

人卫智网	**www.ipmph.com**	医学教育、学术、考试、健康， 购书智慧智能综合服务平台
人卫官网	**www.pmph.com**	人卫官方资讯发布平台

常见疾病护理知识小百科
Changjian Jibing Huli Zhishi Xiaobaike

主　　编： 陈肖敏　　葛俐俐
出版发行： 人民卫生出版社（中继线 010-59780011）
地　　址： 北京市朝阳区潘家园南里 19 号
邮　　编： 100021
E - mail： pmph @ pmph.com
购书热线： 010-59787592　　010-59787584　　010-65264830
印　　刷： 北京汇林印务有限公司
经　　销： 新华书店
开　　本： 787×1092　　1/32　　**印张：** 9
字　　数： 187 千字
版　　次： 2021 年 10 月第 1 版
印　　次： 2021 年 11 月第 1 次印刷
标准书号： ISBN 978-7-117-32185-3
定　　价： 58.00 元

前　言

　　健康科普教育是提高全民健康素养的重要举措。随着社会经济的发展和人们生活水平的提高,人们的健康观念发生了深刻变化,对健康的关注度增强,开展健康科普工作,显得尤为重要。尤其对于护士群体而言,发挥其在健康科普工作中的专业作用,能够使得健康科普工作的纵深度和宽度进一步提升。

　　浙江省人民医院护理部一直致力于护理科普的推广和普及,成立专门的护理科普小组从事护理科普工作,每年开展多种形式的护理科普活动,积累了丰富的护理科普素材。在此过程中,深感广大人民群众对疾病常见护理科普知识的需求,这也是我们编写此书的初衷。

　　本书共八章五十节,以广大人民群众喜闻乐见的俗语和简洁直观的反问为题,通过图文并茂、通俗易懂的语言讲述了心血管系统、消化系统、骨骼肌肉系统、神经内分泌系统、妇产科和儿科常见疾病、其他常见疾病以及常见疾病检查相关护理知识,兼具实用性、趣味性和科学性。希望通过护理专家写科普,通过护理人员传播健康知识,传递准确的保健预防、自我管理等护理健康信息,让广大人民群众了解常见疾病护理科普,预防疾病,促进健康,提高生活质量。

　　本书编者是具有丰富的临床护理实践经验,并了解本学科邻域新进展的临床专业护理人员。他们在编写过程中倾注了大量心力,在繁忙的临床护理工作之余,利用自己的业余时间编写本书。在此,诚挚感谢为本书编写和出版辛勤奉献的所有同行和工作人员。

虽倾情倾力,并经过反复修改,但由于编者水平有限,时间仓促,加之每个人的视角、构思和撰写风格难免有差异,故本书难免有疏漏之处,恳请广大读者和同行提出宝贵意见,以便再版时予以改进和完善。

陈肖敏　葛俐俐
2021 年 8 月

目录

第一章　心血管系统常见疾病护理知识…………　001

第一节　心儿慌慌，异样心动，这是为什么　…　003

第二节　胸闷心悸，呼吸不畅，到底咋的啦　…　008

第三节　心肌梗死自救"葵花宝典"…………　012

第四节　深静脉血栓知多少　…………　016

第五节　突发剧烈胸背痛，警惕主动脉夹层　…　020

第六节　腿上的"蚯蚓"　…………　025

第七节　腿疼、腿麻、腿冷，警惕腿梗　………　031

第八节　每天按时吃药，血压还是波动，

　　　　6 个服药误区，骗了你很久　………　039

第九节　血管上长了个包是怎么回事　…………　043

第二章　消化系统常见疾病护理知识…………　047

第一节　萎缩性胃炎真的是胃变小了吗　………　049

第二节　幽门螺杆菌可测、可治、可防　………　056

第三节　肝硬化的"前世今生"…………　062

第四节　这个"丙肝"不好吃　……………… 068

第五节　脂肪肝离我们有多近　……………… 074

第六节　都是反流惹的祸　……………… 079

第七节　无"胆"亦英雄　……………… 085

第八节　痔说痔话　……………… 091

第九节　大肠息肉不能一切了事　……………… 094

第十节　别轻视你遇到的小腹泻　……………… 098

第三章　骨骼肌肉系统常见疾病护理知识………　105

第一节　踝关节扭伤，先行"RICE"
　　　　再找"POLICE"……………… 107

第二节　人体寂静的杀手　……………… 113

第三节　大家都有腰椎间盘，
　　　　为什么你那么突出　……………… 120

第四节　肩痛就是肩周炎吗　……………… 125

第五节　经常玩手机，小心腱鞘炎盯上你　……………… 129

第六节　手麻要当心，提防鼠标手　……………… 134

第四章　泌尿肾脏系统常见疾病护理知识………　141

第一节　知否，知否，慢性肾脏病患者
　　　　饮食治疗知多少　……………… 143

第二节　多喝水就不会长肾结石，
　　　　这是真的吗? ……………………… 150

第五章　神经内分泌系统常见疾病护理知识…… **153**

第一节　怎样发现卒中患者 ………………… 155
第二节　食不下咽怎么办 …………………… 158
第三节　世界上最遥远的距离就是我站在你面前，
　　　　你却不认识我 ……………………… 166
第四节　大胆往前走 ………………………… 171
第五节　糖尿病"健康饮食餐盘"…………… 177
第六节　谨防低血糖，安全你我他 ………… 184
第七节　类风湿关节炎患者六大误区，
　　　　你中招了吗 ………………………… 189

第六章　妇产科和儿科常见疾病护理知识……… **195**

第一节　流浪的胚胎 ………………………… 197
第二节　生化妊娠咋回事 …………………… 202
第三节　有些妇科病不用治 ………………… 204
第四节　跟乳腺炎 say 拜拜 ………………… 208
第五节　15 字口诀远离手足口病 …………… 213

第七章 其他常见疾病护理知识 ······················ **219**

第一节 流感和感冒傻傻分不清楚 ·············· 221

第二节 说说鼻出血那些事 ·············· 229

第三节 攻克那些关于肺癌的谣言 ·············· 234

第四节 炎炎夏日，对中暑，你又了解多少 ··· 240

第八章 常见疾病检查护理知识 ······················ **247**

第一节 胃镜检查知多少 ·············· 249

第二节 肠镜检查知多少 ·············· 254

第三节 CT 检查，你了解多少 ·············· 258

第四节 核磁共振检查知识小科普 ·············· 263

第五节 谈"核"色变，你 OUT 啦 ·············· 267

第六节 PICC——一根神奇的管子 ·············· 270

第七节 输液港，你知道多少 ·············· 276

第一章

心血管系统常见疾病护理知识

第一节

心儿慌慌,异样心动,这是为什么

故事背景

近年来,受人口老龄化、慢性心脏病及其他因素影响,房颤全球发病率剧增。中国已成为房颤高发的重灾区,目前有800万~1000万人罹患房颤,且呈继续升高趋势。为唤起全社会对房颤危害的关注,中国房颤联盟联合中国心律失常联盟将每年的6月6日设为"中国房颤日",旨在让公众关注房颤卒中的危险,远离脑卒中!

房颤的危害这么大? 是的! 下面让我们走进房颤,防治异样心动吧!

房颤是怎么回事?

房颤就是心房颤动,心房不能正常工作。因为心跳过快,您可能会有一系列的症状,比如心慌、气短、胸闷等。最可怕的是没有症状的房颤,很多人因为脑卒中(中风)到医院,才发现罪魁祸首是"房颤"。

正常人心率应该在 60～100 次 / 分；
房颤时最高能达到 160 次 / 分。

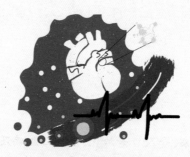

房颤

一、听说房颤还会引起脑卒中？

是的，房颤危害很大，一方面心房不能正常工作，时间长了，您可能会出现心衰。另外，房颤容易引起脑卒中（中风），轻者残疾，重者可能危及生命，房颤患者中风概率是正常人的 5 倍！

二、房颤发生时会怎样？

房颤时心跳增快而且不整齐，患者通常会感到心慌、气短、胸痛、疲劳、运动能力下降、头晕、晕厥等。由于个体差异，有些人房颤时没有不适的感觉，尤其在心率不快时或房颤持续的时间较长时。也正因如此，房颤会被很多患者忽视，而错过最佳治疗时机。

临床上根据房颤的发作特点,将房颤分为以下三种:

1. 阵发性心房颤动　心房颤动发生时间小于 7h,常小于 24h,可自行转复为窦性心律。

2. 持续性心房颤动　心房颤动发生时间大于 2 天,多需电转复或药物转复。

3. 永久性心房颤动　不可能转为窦性心律。

三、房颤有哪些危害?

房颤有两个主要危害:引起脑卒中和心力衰竭。

1. 房颤容易导致脑卒中　房颤时,心房内的血液不能完全泵到心室内,这些滞留的血液就容易在心房内形成血栓。血栓脱落到达脑部,阻塞脑部的血管,造成缺血性脑卒中。

2. 长期的房颤会使心脏负担加重,最终发生心力衰竭甚至死亡。

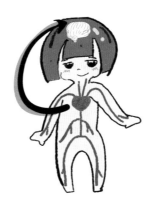

脑卒中

四、常见的房颤治疗误区有哪些？

1. 房颤无须早期治疗　房颤的症状虽然可能很轻，但其危害很大，严重的可能导致中风、心力衰竭甚至死亡。另外，房颤患者常常伴有其他心脏疾病，所以房颤患者应该及时到医院心律失常科就诊。

房颤治疗越早，预后康复越好，如果阵发房颤发展为持续性房颤，治疗效果将大打折扣。

2. 房颤患者只能药物治疗　很多房颤患者选择药物治疗，常见药物有胺碘酮（可达龙）、普罗帕酮（心律平）、莫雷西嗪、美托洛尔（倍他乐克）等。但是长期服药，副作用大，近几年导管消融为房颤的根治带来了光明的前景。

五、房颤患者平时要注意什么呢？

1. 运动注意事项　游泳是比较合适的运动方式，除此之外像日常的快走、慢跑、太极拳、骑车等都是可供选择的运动。建议一周锻炼至少 5 天，每天 30 分钟左右。

2. 饮食注意事项

（1）戒烟、戒酒　烟中的烟碱和酒中的乙醇都是增加心脏负担的物质，所以，戒烟、戒酒是房颤饮食上需首要注意的。

（2）合理饮食　应有合理的饮食安排。从心脏病的防治角度看营养因素十分重要。原则上应做到"三低"，即低热量、低脂肪、低胆固醇。

（3）多食富含维生素 C 的食物，如水果、新鲜蔬菜、植物油。

（4）少吃含饱和脂肪酸和胆固醇高的食物,如肥肉、蛋黄、动物油、动物内脏等。

（5）饮食要高钾低钠,鼓励食用豆制品、饮茶。

（6）饮食有规律,不可过饥或过饱。

（7）适当摄入纤维素食物（包括谷类淀粉类）以保持大便通畅。

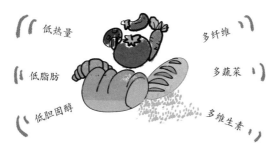

合理饮食

第二节

胸闷心悸,呼吸不畅,到底咋的啦

故事情境

我最近时有心痛……

有时是在狂喜狂怒时

有时是在跑步后

甚至夜深人静时会突然惊醒

感觉胸闷心悸,呼吸不畅

我难受,我难受,我难受……

小心! 这可能是冠心病的症状!

何为冠心病?

冠状动脉粥样硬化性心脏病是冠状动脉血管发生动脉粥样硬化病变而引起血管腔狭窄或阻塞,造成心肌缺血、缺氧或坏死而导致的心脏病,常常被称为"冠心病"。据调查,我国每年有260万人死于心血管疾病,按照这个数字,每12秒就有一人被心血管疾病夺去性命。而这其中,冠心病就是罪魁祸首!

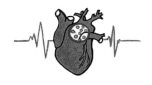

冠心病

一、如何判断是否得了冠心病？冠心病有哪些症状？

1.劳累或紧张时,突然出现胸骨后或左胸部疼痛,伴有出汗。

2.饱餐、寒冷、看惊险影片时感到心慌、胸痛。

3.在会场等人多的场合或上楼爬山时感到胸闷、心悸、呼吸不畅。

4.发作性左肩痛,经一般治疗反复不愈。

5.反复出现心律不齐,过速或过缓。

6.晚间睡眠枕头低时感到憋气,需要高枕卧位。

7.熟睡或噩梦中突然惊醒,感到心悸、胸闷、呼吸不畅,需要坐起后才有好转。

二、冠心病与哪些因素相关？

1. 可以改变的因素　高血压、高血脂、糖尿病、肥胖、吸烟、缺乏运动……

2. 不可改变的危险因素　性别、年龄、家族史;还与感染有关,如巨细胞病毒等。

还在暴饮暴食?

还在抽烟喝酒?

还在久坐、不运动、不锻炼?

还硬撑着不遵医嘱服药?

不要你的小心心了吗?……

三、预防疾病小贴士

一级预防:控制危险因素

1. 合理膳食　不要暴饮暴食,否则会增加心脏负担;控制脂肪、胆固醇的摄入;控制盐的摄入;多吃蔬菜水果。

2. 适量运动　应在医生指导下运动;运动强度不要过强;每周运动 3 ～ 5 次,每次坚持 20 ～ 60 分钟。

多食蔬果　　　　　充足睡眠

3. 戒烟戒酒　冠心病患者一定要戒烟,吸烟是冠心病的重要危险分子。千万不要酗酒:过量饮酒会使心脏兴奋性增高,极易诱发急性心脏事件。

戒烟戒酒

4. 控制体重　过度的体重增加,会使心脏负荷增加。肥胖者的不良习惯使血压、血脂水平增高,加重冠状动脉粥样硬化。

5. 心理平衡　当精神紧张或激动、发怒时,会使心跳加快,心脏收缩力增强,心肌耗氧量增加。

二级预防:遵医嘱服药

规律用药,长期服药。在做好控制危险因素前提下,规律用药,避免病情进一步发展,如导致血管闭塞最终导致心肌梗死、心源性猝死等。

四、急救常识我知道

黄金抢救时间:8 分钟

1. 评估反应,评估颈动脉搏动,同时查看呼吸;

2. 解开衣扣,保证氧气充分供应;

3. 立即将患者移动至平坦地面;

4. 立即进行胸外心脏按压与人工呼吸;

5. 如患者神志清醒,立即服药,最有效的药物为硝酸甘油,扩张血管、缓解心肌缺血。

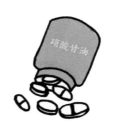

第三节

心肌梗死自救"葵花宝典"

冠心病与心肌梗死(心梗)的关系

你们常说的冠心病,就是冠状动脉粥样硬化性心脏病(coronary atherosclerotic heart disease),是冠状动脉血管发生动脉粥样硬化病变而引起血管腔狭窄或阻塞,造成心肌缺血、缺氧或坏死而导致的心脏病。"心肌梗死"是冠心病的严重类型,忽视不得!

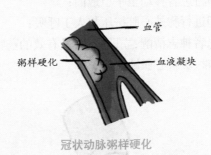

冠状动脉粥样硬化

一、冠心病如何日常自救?

既往有过心肌梗死的患者,或有冠心病且心绞痛发作较为频繁的患者,以及有冠心病且家族中有人有心肌梗死或猝死的患者,日常如何做好自救措施,为自己赢得时间和生命呢? 大家可以从以下几方面做起:

1. 对于上述提到的高风险人群应该将相关的病历、医保卡(本)和既往的心脏病资料都放在一起并置于一个取用方便的地方,同时要告知其他家属存放地点,万一发病可以迅速取用。病历本中最好贴一张直系亲属的联系卡,以便急救人员能联系家属。病历本上的过敏史和主要用药情况最好也写上。

2. 有条件的在家庭中准备血压计、吸氧设施(如氧气瓶或制氧机)。

3. 准备一些药物,如救心丸(保心丸)、硝酸甘油之类的。它们虽然不能直接治疗急性心肌梗死,但可以在胸闷胸痛症状早期帮助缓解症状,鉴别是心绞痛发作还是心肌梗死发作。

4. 发病早期要尽早联系急救人员,不要坚持半小时以上还在纠结要不要去医院,时间就是生命。

5. 平时要告知直系亲属自己心脏病的情况,以免自己无法描述时家属无法告知医生相关情况。

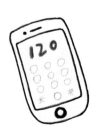

二、那发病早期是怎样的呀？

心前区、胸骨附近的持续性闷痛，可伴有颈肩部和左臂不适，程度一般较剧烈，持续 15～30 分钟以上不缓解，舌下含服救心丸或硝酸甘油无效。

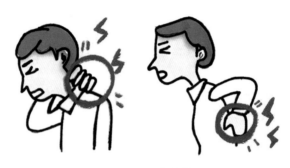

心肌梗死早期症状

三、发生心肌梗死，第一时间该怎么做呢？

1. 先要呼救，拨打 120，打开房门方便急救人员进入，打电话呼救亲属；如果没有联系上，写字条记录亲属联系方式方便急救人员联系。

2. 尽早卧床，放松情绪，减少活动。放松心情可以降低心脏负担。

3. 最好吸氧，血压要测。有条件的最好吸上氧气。测量一下血压和心率也有助于决定是不是要含服硝酸甘油片，对未来医生判断也有好处。

4. 救心丸可用，硝酸甘油慎用，阿司匹林暂缓。血压偏低或不知道血压但有头晕的患者谨慎使用硝酸甘油片。因为家中无法判断是否为心肌梗死,阿司匹林建议先不要服用。

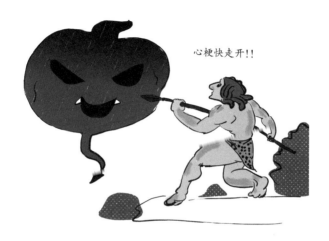

第四节

深静脉血栓知多少

故事背景

　　如果把血管比作河,那血栓就是河里的泥巴,顺流而下,随处停留。其中,静脉血栓是最危险的。静脉血栓主要发生在腿部和肺部,以腿部血栓最常见,肺栓塞最凶险,具有潜在致死性。血流缓慢、血液黏稠度增高、外伤是主要形成原因。

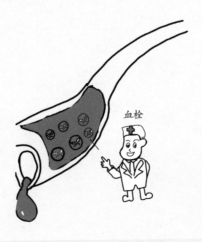

血栓

一、哪些人容易得静脉血栓？

以下几类人容易得静脉血栓：长时间久坐久站、静脉曲张、高血糖、高血压、血脂异常、过度运动，造成血管壁损伤者、孕妇等都是静脉血栓的高危人群。

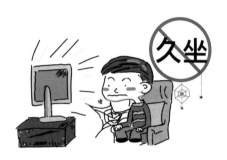

二、发生静脉血栓后有哪些症状？

发生静脉血栓后，轻者静脉出现发红、肿胀、发硬、结节、痉挛性疼痛等症状。严重者发展为深静脉炎，患肢皮肤出现褐色红斑，继而暗紫红肿、溃烂、肌肉萎缩坏死，周身发热，患肢剧烈疼痛，最后可能面临截肢。另外，如果血栓游走到肺，堵塞肺动脉造成肺栓塞，会危及生命。在众多身体部件中，静脉血栓最偏爱下肢。大概 50%～60% 的下肢深静脉血栓患者都会腿疼。不管血栓长在小腿还是蔓延至大腿，一般疼痛都

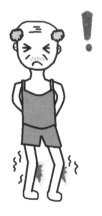

静脉血栓症状

集中在小腿深处。下肢深静脉血栓一旦形成,患者应卧床休息,减少因走动使血栓脱落而发生致命性肺栓塞的机会。

三、如何预防静脉血栓?

事实上,静脉血栓完全是可防可控的。世界卫生组织提醒,连续 4 个小时不活动就会增加患静脉血栓风险。所以,要远离静脉血栓,"动"是最有效的防控措施。

1. 避免久坐久站,坐或站一段时间后最好走一走,让下肢肌肉收缩和放松,促进血液循环。躺下时或坐下时可以有意识地把脚抬高一会儿,以促进静脉回流。

2. 静脉血栓的高危人群,包括因工作或生活习惯长期久坐久站的人,如外科医生、营业员、司机、伏案工作者,除了"忙里偷闲"适当活动及休息,建议穿弹力袜预防静脉血栓。

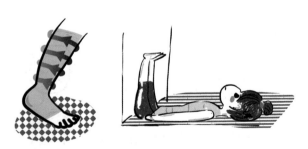

静脉血栓日常预防

3. 高血糖、高血压、血脂异常者以及感染和肿瘤患者,在医生指导下适量使用一些抗凝药物。

四、发生了静脉血栓怎么治疗?

临床上针对深静脉血栓(DVT)的治疗具有多种方案,主要可以归纳为非手术治疗和手术治疗。非手术治疗主要为抗凝治疗,即通过注射抗凝药物,使深静脉处形成的血栓溶解。该方法更适用于急性下肢DVT,它的优点在于能够预防血栓脱落所导致的急性肺动脉栓塞,但是该方法治疗周期长,大多数患者从初始的抗凝药物注射到后期口服抗凝药至少需要持续3个月,且后期具有较大的复发风险。目前,在抗凝治疗的基础上,介入治疗DVT的主要方法有经导管接触性溶栓治疗、经皮机械性血栓清除术、经皮腔内血管形成术以及支架置入术。血管介入疗法是目前国际上普遍采用的一种手术方法,该方法不仅能够快速、有效的清除静脉血管内的血栓,而且可以明显减少出血并发症的发生,是目前较为先进的一种疗法,具有安全性、综合性、时效性和长期性的优点。

第五节

突发剧烈胸背痛，警惕主动脉夹层

什么是主动脉夹层?

主动脉夹层是指主动脉内膜破裂，血流经内膜撕裂口进入主动脉中膜，造成主动脉中膜发生撕裂，血流沿着主动脉壁向远、近端扩展，形成真假两腔状态，近端可扩展到升主动脉，远端可扩展到双侧髂动脉，真假腔之间可有一个或数个破口相通。

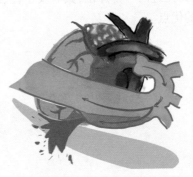

主动脉夹层破裂出血

一、什么样的人容易患有主动脉夹层呢？

1. 高血压疾病　80% 以上主动脉夹层的患者有高血压，不少患者有囊性中层坏死。临床与动物实验发现，不是血压的高度而是血压波动的幅度与主动脉夹层分裂相关。

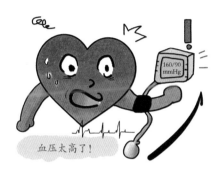

2. 遗传性疾病　如马方综合征中主动脉囊性中层坏死颇常见，发生主动脉夹层的机会也多，其他遗传性疾病如特纳（Turner）综合征、埃莱尔 - 当洛综合征（Ehlers-Danlos综合征），也有发生主动脉夹层的趋向。

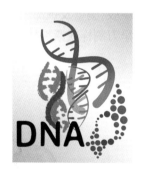

遗传性疾病

3. 妇女妊娠期　妊娠期血容量、心排血量及血压增加可导致主动脉壁剪切力增加，妊娠期高雌、孕激素使主动脉中层发生特异性变化，这些可能是主动脉夹层的危险因素，但尚未被证实。

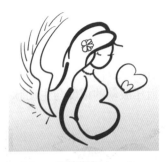

妊娠期妇女

二、主动脉夹层会有哪些症状?

视病变部位而不同,出现以下几种主要症状:

1. 疼痛　夹层分离突然发生时多数患者突感胸部疼痛,向胸前及背部放射,随夹层涉及范围还可以延至腹部、下肢、胸壁及颈部。疼痛剧烈,难以忍受,起病后即达高峰,呈刀割样或撕裂样。少数起病缓慢者疼痛可以不显著。

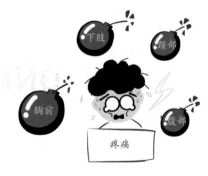

疼痛

2. **高血压**　患者因剧痛而有休克外貌,焦虑不安、大汗淋漓、面色苍白、心率加速,血压常降低或者增高,如外膜破裂出血则血压降低。不少患者原有高血压,起病后剧痛使血压更增高。

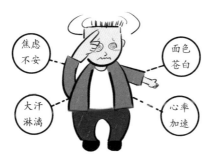

高血压症状

3. 心血管症状

(1)主动脉瓣关闭不全。夹层血肿涉及主动脉瓣环或影响心瓣 - 叶的支撑时发生,故可突然在主动脉瓣区出现舒张期吹风样杂音,脉压增宽,急性主动脉瓣反流可以引起心力衰竭。

(2)脉搏改变,一般见于颈、肱或股动脉,一侧脉搏减弱或消失,反映主动脉的分支受压迫或内膜裂片堵塞其起源。

(3)胸锁关节处出现搏动或在胸骨上窝可触到搏动性肿块。

(4)可有心包摩擦音,夹层破裂入心包腔可引起心包堵塞。

(5)胸腔积液,夹层破裂入胸膜腔内引起。

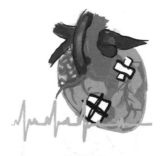

心血管症状

4. **神经症状** 主动脉夹层延伸至主动脉分支颈动脉或肋间动脉,可造成脑或脊髓缺血,引起偏瘫、昏迷、神志模糊、截瘫、肢体麻木、反射异常、视力与大小便障碍。

5. **压迫症状** 主动脉夹层压迫腹腔动脉、肠系膜动脉时可引起恶心、呕吐、腹胀、腹泻、黑便等症状;压迫颈交感神经节引起霍纳(Horner)综合征;压迫喉返神经致声音嘶哑;压迫上腔静脉致上腔静脉综合征;累及肾动脉可有血尿、尿闭及肾缺血后血压增高。

第六节

腿上的"蚯蚓"

什么是"蚯蚓腿"？

下肢静脉曲张俗称"蚯蚓腿"，在各种血管疾病中，其所占比例高达 90% 以上。从外观上来看，它多表现为扭扭曲曲像蚯蚓一样的青筋突起，有时还会出现小腿皮肤萎缩、脱屑、色素沉着、皮肤溃疡等。

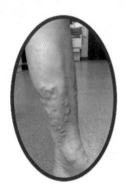

下肢静脉曲张

一、哪些人容易得静脉曲张?

从事久站久坐职业的人。如教师、司机、理发师、空乘服务人员、医务人员、公司职员、体力劳动者等,因血流受到重力的持续作用导致反流,反流的血液长期对静脉瓣膜造成压力,慢慢也会出现瓣膜功能不全,静脉高压导致曲张。

高危人群

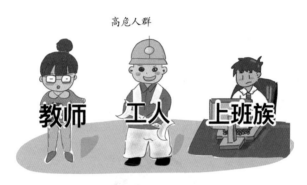

老人年龄大,因血管的退行性变化,血管弹性降低、血管壁张力下降,静脉瓣膜功能不全,从而导致静脉曲张。

除了先天瓣膜功能不全等因素,长期便秘导致排便困难,增加腹压,也会对血液回流形成阻碍,诱发或加重静脉曲张。同理,慢性咳嗽患者、孕妇也容易出现静脉曲张。

先天的静脉瓣膜功能不全,会导致静脉反流,形成曲张。静脉瓣膜功能不全多数与遗传因素有关,也有一部分人群是由于静脉血栓形成后,血栓破坏瓣膜导致的后遗症。

二、它有什么危害？

1. 静脉曲张影响美观。

2. 静脉曲张会导致腿部酸胀、酸痛、乏力、血管迂曲成团、鼓包、皮肤变黑脱屑等，严重时会出现皮炎、皮疹、皮肤色素沉着，继而出现皮肤破溃、慢性溃疡、感染等问题，且经久不愈。

三、什么时候我们应该警惕了呢？

最初，会出现下肢皮下毛细血管扩张，即青筋暴露，时间长了会出现皮下血管扩张、迂曲成团，久站后出现发酸发胀、甚至疼痛，严重之后，会出现肢体肿胀、水肿、皮肤瘙痒、皮炎、色素沉着、溃疡等。

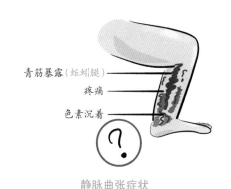

青筋暴露（蚯蚓腿）
疼痛
色素沉着

静脉曲张症状

四、手术治疗的方法有哪些呢？

1. 传统手术　如大隐静脉高位结扎、剥脱术，相比较现代微创手术,具有住院时间长、费用低、伤口多的特点。

2. 现代微创手术　泡沫硬化剂、激光、射频(FRA)、微波、透光直视旋切术(Trivex)相比传统手术,具有住院时间短、费用高、伤口少的特点。

五、如何防止"蚯蚓"爬上腿?

1. 避免久站久坐　经常运动有良好的改善效果。运动过程中,肌肉的收紧也能促进静脉的回流,久坐、久站人群不妨多走走、多运动。

2. 饮食要一"忌"二"控"三"多"

(1)要忌烟、酒:要忌油腻、辛辣、刺激性等食物,忌饮酒、抽烟,避免血液黏滞,导致血流速度减缓,血液淤积后血管扩张、静脉曲张。

(2)要控制体重:由于肥胖者大量的脂肪组织会对血管造成挤压,导致血流减慢,破坏静脉瓣膜,从而诱发静脉曲张。

(3)要多食新鲜的蔬果,多食富含蛋白质、维生素、纤维素的食物:鲜果蔬含有大量维生素及矿物质,可改善组织的氧化作用,增加血液循环,提高机体免疫力。充足的蛋白质可维持体内营养物质的平衡,增强免疫力,保护细胞,还可乳化脂肪,促进血液循环。纤维素丰富的食物可以预防便秘,便秘可使静脉内压力增高,进一步加剧血液对瓣膜的冲击力和静脉壁的压力,导致静脉曲张。

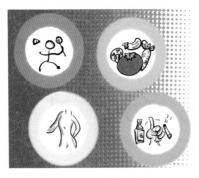

如何预防静脉曲张

3. 穿弹力袜　医用梯度弹力袜可以抑制静脉曲张的进展。它是严格按照力的作用和分布制成,可以增加肌肉对血管的挤压,促进血液回流,减轻下肢静脉压力,以缓解静脉曲张症状、降低血栓、水肿的发生。

弹力袜分预防型及治疗型。以预防为目的的人或者轻度患者可选用预防型,压力较低;中重度患者建议选用治疗型,即足踝部压力为 20 ～ 30mmHg。

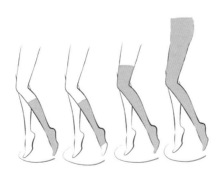

弹力袜

建议在临床医护指导下,精确测量大腿、小腿、足踝最粗部分的周径,选择尺寸合适的医用梯度弹力袜,从而维持腿部相对压力。

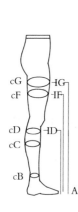

cB 小腿最细周长

cC 小腿最粗周长

cG 大腿最粗周长

腿部圆周尺寸对照选用表 /cm

选用尺寸	S	M	L	XL	XXL
	Ⅰ	Ⅱ	Ⅲ	Ⅳ	Ⅴ
cB	19～21	21～23	23～25	25～27	27～29
cC	29～34	33～36	37～41	40～45	44～47
cD	25～31	30～36	35～40	38～45	44～48
cF	38～45	44～49	48～53	52～57	56～51
cG	47～55	54～62	61～66	65～70	69～75

腿部长度尺寸对照选用表 /cm

选用尺寸	S	M	L	XL	XXL
	Ⅰ	Ⅱ	Ⅲ	Ⅳ	Ⅴ
选用规格	Long	Long	Long	Long	Long
A-ID	38～39	39～40	40～41	41～42	42～43
A-IF	58～59	56～60	60～61	61～64	64～66
A-IG	68～71	71～72	72～73	73～75	75～78

弹力袜尺寸选择

第七节

腿疼、腿麻、腿冷，警惕腿梗

故事情境

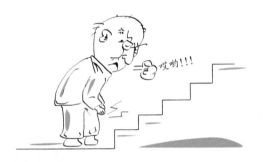

腿疼的王大爷

　　家住朝晖的王大爷今年67岁，腿脚一直不错，退休了就爱逛市场。可是最近一年，经常走路途中就觉得小腿酸疼，要休息一段时间才不疼，继续走时腿又开始疼了。起初没在意，而且家人及周围朋友都告诉他，不碍事，人上了年纪腿脚总会不利索的。直到半月前疼痛加剧，能行走的距离越来越短，从原来能连续走上千米到现在只能走上百米就得停下来休息。

这下王大爷可急了,赶紧到医院去看病。经检查诊断,王大爷患的是"下肢动脉硬化闭塞症",患肢髂股动脉部分发生闭塞。那么这到底是什么病?怎样才能预防呢?医生告诉王大爷,他腿部疼痛是由心血管疾病引起的。对此,王大爷表示十分疑惑,腿疼怎么会是心血管疾病导致的呢?

腿疼需警惕心血管疾病

医生说:"王大爷下肢动脉粥样硬化,导致血管闭塞后出现肢体发凉、麻木及疼痛感。动脉粥样硬化其实是一个全身性的疾病,不但在心脑血管高发,在其他的动脉血管也可以多发。"说到动脉粥样硬化,大家都不陌生,就像水管里面长水垢一样,时间长了,水管就越来越硬了,就经常有这种非常贴近大家生活的形容词。可能这个血管的问题,大家觉得应该都集中在心脑血管嘛。但大家应该知道,血管它其实是分布于我们全身的,下肢也有。如果下肢动脉血管出现问题,它也会有些症状表现出来。因为心脑血管疾病严重威胁生命,下肢动脉容易受到忽视。但是,下肢动脉硬化也

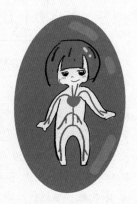

全身血管

可以造成严重后果,也可以威胁生命。

当患有下肢动脉硬化闭塞症时,可能预示身体内其他重要血管也出现了问题,比如心脑血管、颈部和肾血管。我们常说一叶知秋,管中窥豹。就是说通过一个部位,就能够看到身体整体的状况。近年来本病在我国逐渐增多,成为老年人致死、致残的主因之一。这种疾病多发于男性,年龄常在60岁以上,患者有长期吸烟史及患有糖尿病、高血压、高血糖、高血脂等危险因素。其中吸烟和糖尿病的危害最大,两者均可使周围动脉疾病的发生率增高3～4倍,合并因素的危险性更高。据国外数据统计,大于55岁的人群中,约1/5有血管硬化或狭窄闭塞。高危人群为70岁以上的老人,或是在50～69岁有吸烟史、患有糖尿病的人群。

由于很多患者对下肢动脉硬化闭塞症缺乏足够的认识,觉得腿疼休息一下就好了,从而延误了治疗的最佳时机,最严重的甚至需要被迫截肢。而且此病容易被误诊为闭塞性脉管炎、缺钙、骨质增生、风湿病或其他疾病,常得不到及时治疗。

一、下肢动脉硬化闭塞会出现哪些症状?

随着年龄的增长,老年人的腿脚总会有些不利索,比如酸痛、肿胀、走路时间不能太长等,其中很多是老化所致,但也有些是下肢疾病的症状。案例中王大爷的症状就是典型的间歇性跛行,这与下肢动脉血管堵塞有很大关系。老年人、糖尿病患者多发的下肢动脉硬化闭塞症,是由小腿三根血管的病变引起的,表现为其中的一根或多根血管出现阻塞,使身体出现缺血症状。根据严重程度不同,其表现有四种,一是没有症状;二是间歇性跛行,即行走一段路腿就会疼痛,休息片刻疼痛缓解,继续走一段又有疼痛感,循环往复;三是严重的肢体缺血,患者不走路也有强烈的腿部疼痛感;四是急性肢体缺血,一般是其他器官的血栓脱落到下肢,造成急性下肢动脉阻塞、缺血,会很快导致肢体坏死。

根据动脉血管堵塞位置的不同,出现的症状也有所区别。如脚趾血管堵塞,常会出现脚部发凉、发麻;腿上的血管堵塞,则会出现间歇性跛行以及腿部的麻木、发凉;臀部的血管堵塞会导致活动受限,甚至出现泌尿系统问题。在病程发展至 60% 左右时,一般不会出现静息痛,即安静状态下疼痛。而当出现静息痛时,特别是晚间加重明显,病程大多已超过 70%,所以当出现症状时,不要第一时间将其归为衰老,及时做下肢动静脉彩超和无创动脉硬化检测。

二、下肢动脉硬化闭塞如何诊断?

发生间歇跛行的症状后,怎样才知道下肢动脉有闭塞呢?最简单的方法就是"搭脉搏"。在足背的上方,脚踝下方两指的地方,两个趾间沟的延长线上交叉位置。如果有出现走路不远,存在"间歇性跛行"的情况,就要搭搭自己脚上的脉搏。如果脉搏消失了,就要警惕,千万别耽误了自己的病情。应尽早到医院诊治。患者也可以用医生常用的检测法进行自测,方法是:患者呈仰卧状,将患肢上抬到与水平成 60° 角的位置,如果皮肤一分钟之内出现了苍白现象,就说明有病变。然后将患肢下垂,如肢体转红时间大于 1 秒,表浅静脉充盈时间大于 15 秒,亦提示有动脉闭塞,且延长的时间与缺血程度有关。医生给患者查体时可能会发现一侧或双侧肢体无脉,肢端发凉、发紫或苍白,根据患者的情况医生会建议患者行超声检查、动脉节段性测压、磁共振血管成像或血管造影检查。前三者属于无创检查,超声花费较少。最准确的方法当属血管造影检查,属有创检查,需住院进行,造影过程中需从腹股沟或上肢进行动脉穿刺,插入导管,将导管放于动脉内注射造影剂,穿刺造影后须卧床 24 小时。

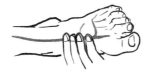

简单的自检方法 1

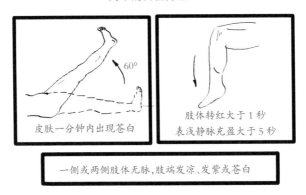

简单的自检方法 2

三、下肢动脉硬化闭塞如何治疗?

动脉硬化闭塞症是一种全身性疾病,患者首先要控制血压、血糖、血脂,严格戒烟等,并积极诊治可能伴发的心脑血管疾病。在医生的指导下加强锻炼,促进侧支循环形成,并注意足部护理,避免皮肤破损、烫伤等。常用药物包括:抗血小板药,如阿司匹林、氯吡格雷等;血管扩张及促进侧支循环形成的药物,如西洛他唑、安步乐克及前列腺素类药物等。如果保守治疗效果不佳,可以考虑手术治疗。常见手术有动脉旁路术、动脉内膜剥脱术、支架置入术,目的是重建动脉血流通道,改善肢体血供。介入治疗是一种微创治疗方式,局麻下通过动脉穿刺,引入导管,对狭窄部位行扩张或支架术,优点是创伤小,患者恢复快,案例中的王大爷在我院行髂动脉 PTA+ 支架置入术,术后三天出院,现在王大爷的腿不麻也不痛了,又和以前一样逛市场了。目前血管腔内治疗已成为首选的治疗方式。

四、那么如何才能预防下肢动脉硬化闭塞症呢?

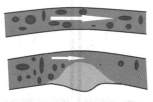

动脉粥样硬化

1. 戒烟　因为香烟中的尼古丁、一氧化碳等会损伤动脉内壁,受伤的动脉内壁会卡住胆固醇,引起血小板堆积形成脂肪斑块。同时,抽烟也会引起冠状动脉收缩痉挛,减少血流量。因此,戒烟是预防颈动脉硬化的第一道措施,所以预防动脉硬化,第一步要戒烟且避免被动吸烟。

2. 适量运动 运动能减轻患者症状,改善运动耐量,减轻缺血程度,有效增加侧支循环。要以症状限制性有氧运动为主,运动方式有步行、慢跑、骑自行车、游泳等,每次20～30分钟,逐渐延长至40～60分钟,每周4～5次,以能耐受、感觉舒适为宜。

3. 科学饮食 世卫组织"健康饮食五原则":饮食多样化、低盐、低脂、低糖和限酒。饮食宜清淡,少食钠盐,每天不超过6克,高血压不超过5克,少食或不食脂肪、荤油等含胆固醇高的食物,少食高糖高热量的食物,控制主食,多吃蔬菜,防止动脉硬化。

4. 心理干预 准确评价身体状况,正确认识疾病,树立乐观态度,保持心情舒畅,避免忧郁悲愤,消除恐惧心理,从而增强机体抗病能力。

5. 控制血压 通过改变生活方式及使用降压药物,将血压控制在 140/90mmHg 以下。

6. 降脂治疗 积极纠正脂代谢紊乱。药物治疗包括烟酸和贝特类药物,他汀类药物在治疗上也有重要意义。

7. 糖尿病一旦确诊应立即纠正生活习惯并使用降糖药物治疗,使糖化血红蛋白≤6.5%,并使血糖水平控制在正常范围。

8. 腿要低位 一般静脉堵塞,医生会建议患者抬高腿或由下至上按摩腿部,这样有助于静脉回流,但动脉堵塞与之相反。动脉血流方向往下,所以在出现下肢动脉血管堵塞后,专家建议腿尽量低于腰部 10°～20°,即使是睡觉时,也建议抬高上半身,将腿置于低位。按摩也同理,由上至下按摩有助于动脉血液通畅。

9.衣服要宽松　众所周知,静脉曲张要穿紧身袜,但是动脉堵塞却要穿宽松的衣物,过紧的衣物反而可能压迫血管,加重症状。

总之,早发现早预防很重要,如果本身就发生过脑梗死、心肌梗死的人,要及早去查一下有没有"腿梗"的可能。糖尿病患者也要警惕下肢动脉硬化闭塞症的出现。日常应注意饮食,保持愉悦的心情,做适量的运动。一旦发现了早期症状,千万不能大意,应及时到医院就诊,早日获得康复。

第八节

每天按时吃药，血压还是波动，6个服药误区，骗了你很久

高血压如何服药最理想

　　血压高峰期前1～2小时服药效果是最好的，而服药的次数以及服药的时间，则和降压药的药效与患者的个人情况有很大的关系。晨起空腹服用，效果最为理想，因为起床后血压会开始升高，而这时服药，药物吸收得也快，效果就更好。长效降压药，1天只需要服用1次；短效降压药，一天就需要服用2次，一般在早上7点和下午2点服用效果最佳。

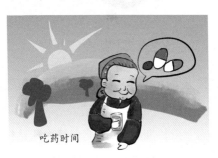

吃药时间

　　药物在治疗高血压过程中,起到了重要的作用,但高血压想要通过药物治疗起到一个比较理想的效果,也是有很多讲究的,比如高血压患者啥时吃药好,服药有哪些误区?如果你有高血压的情况,不妨来看看下面的介绍吧,相信对您有所帮助。

　　一、只要没有不适症状,高血压是不是就可以不用治疗?

　　血压的高低与症状的轻重不一定有关系。等到发生了脑出血,才有了"感觉",一切都太晚了。一定要早发现,早治疗,早获益哦!

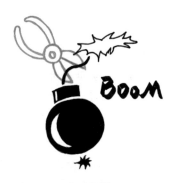

定时炸弹

　　二、如果长时间服降压药,血压再升高时服用降压药,会不会就不管用?

　　降压药需坚持长期服用,才能保持血压达标,血压长期达标才能有效预防心脑血管并发症的发生。

三、服药后血压降至正常,就可以认为高血压已经治愈了吗? 可以停药了吗?

这种做法不仅错误而且有害,停药后,血压会再次升高,导致血压波动过大,对心脑肾靶器官的损害更严重。高血压不能治愈,只能通过治疗被控制。

四、看到有些广告上说某某药可以根治高血压,是不是真的?

那些所谓的"灵丹妙药",都是虚假宣传,干扰高血压的规范治疗,非常有害,很多人因此丧命。

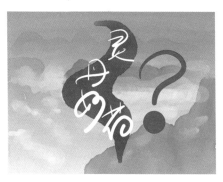

虚假广告

五、西药有副作用,是不是纯天然药的副作用小些?

大多数纯天然药降压效果不肯定,不要盲目用药。同时,常用西药的副作用都是比较轻微的。

六、吃药后出现了头晕、恶心、乏力等轻微的副作用,我就不吃药了,可以吗?

不是每个人都会发生副作用,有些副作用只是一过性的,不能捡了芝麻,丢了西瓜。

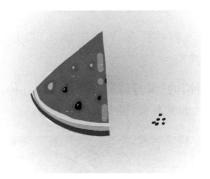

大西瓜和小芝麻

第九节

血管上长了个包是怎么回事

何谓动脉瘤?

我们把脑动脉血管比喻成自行车的内胎,所不同的是动脉内充满的是血液,内胎里面的是气体。我们知道,如果自行车内胎局部有磨损,充气时就会在磨损处鼓出一个包。同一个道理,血管里鼓出的"包",我们临床上称之为动脉瘤。

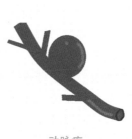

动脉瘤

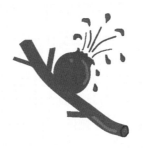

动脉瘤破裂

在医学上,对颅内动脉瘤的定义是脑动脉局部异常的膨大。大脑动脉,从心脏输送氧气到你身体其他部位时,流动的血液会给薄弱的部位施加压力,久而久之,此处的内胎壁就会变得异常薄弱,血管上的包就很容易破裂。如果破裂,也就是我们临床上所说的动脉瘤破裂伴出血。

一、动脉瘤会产生哪些危害?

剧烈的头痛,是动脉瘤破裂前的先兆症状,据统计,动脉瘤一旦破裂(蛛网膜下腔出血),第一次出血的死亡率达40%,第二次出血的死亡率达60%,第一次出血后经保守治疗存活下来的患者,有35%将在一年内因再次出血而死亡,51%将在5年内死亡。未破裂动脉瘤出血后发生严重病残或死亡者超过60%,极高的致残和致死率给家庭和社会带来的负担也就更为严重。所以,不要忽略身体给我们的信号。

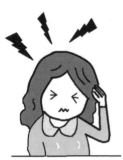

头痛症状

二、动脉瘤如何护理?

1. 对于血管上的"包",我们得细心呵护,尽量卧床休息,保持安静,避免一切外来的刺激,保持情绪稳定,防止因躁动不安而使血压升高,增加再出血的可能。

2. 选择合理的饮食,勿食用易导致便秘的食物,比如煎、炸、烤、辣的食物,多进食高纤维食物,比如新鲜的水果和蔬菜。

3. 保持大便通畅。保持室内通风适宜,防止因着凉而引起患者用力打喷嚏或咳嗽,以免增加腹压及反射性的增加颅内压而引起颅内动脉瘤破裂。

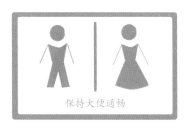

血管瘤日常注意事项 1

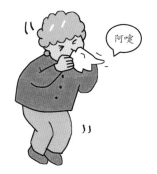

血管瘤日常注意事项 2

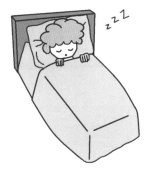

血管瘤日常注意事项 3

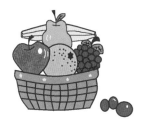

血管瘤日常注意事项 4

　　总之，血管上的"包"，就是我们大脑中的一颗定时炸弹，我们的医生就是拆弹专家。选择合适的方法及时进行拆弹才是王道。

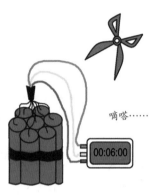

嘀嗒……

00:06:00

拆弹专家

第二章

消化系统常见疾病护理知识

第一节
萎缩性胃炎真的是胃变小了吗

故事背景

在消化科门诊常可以见到一些忧心忡忡的患者拿着慢性萎缩性胃炎的胃镜检查报告咨询专家:"我这胃是不是变小了啊,我说最近怎么吃得少了呢,这病危险吗? 我都没有胃了,我可咋整啊以后"。那么,萎缩性胃炎真的是胃变小了吗? 答案当然是否定的。

胃炎的分类

慢性胃炎分为浅表性胃炎、萎缩性胃炎、糜烂性胃炎、胆汁反流性胃炎、慢性增生性胃病等。浅表性胃炎通常不会恶变,而萎缩性胃炎与胃癌的关系最为密切。

什么是慢性萎缩性胃炎?

萎缩性胃炎是指腺体中壁细胞和主细胞减少引起的胃黏膜上皮和胃腺体萎缩、数目减少,使胃黏膜变薄、黏膜基层增厚,或伴有幽门腺化生和肠腺化生,或有不典型增生为特征的慢性消化系统疾病。胃的整体体积是没有明显变化的。在内镜下可能会呈现花斑样改变,病理是诊断萎缩性胃炎的金标准。

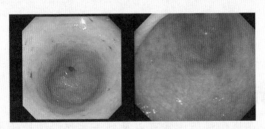

慢性萎缩性胃炎

一、慢性萎缩性胃炎的临床表现有哪些?

由于腺体萎缩,慢性萎缩性胃炎的患者胃液分泌减少可表现为消化不良、胃部疼痛、腹胀、贫血、乏力、消瘦等,但这些症状都缺乏特异性。

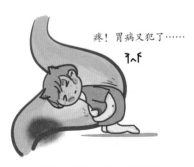

疼!胃病又犯了……

慢性萎缩性胃炎临床表现

二、慢性萎缩性胃炎会转化成癌吗?

答案是否定的。癌症并不是那么"接地气",不是随随便便的炎症就可以转化成的。萎缩性胃炎当出现肠上皮化生和异型增生时,视为癌前病变。临床上萎缩性胃炎由轻度、中度、重度发展到肠上皮化生和异型增生是个漫长的过程,癌变的概率是很低的(多数研究发现癌变率不超过 3%),而临床上萎缩性胃炎以轻度为主,所以不用杞人忧天。

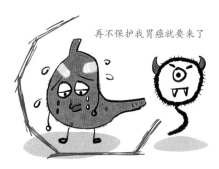

再不保护我胃癌就要来了

慢性萎缩性胃炎转变

三、那萎缩性胃炎是由什么原因引起的呢?

1. 幽门螺杆菌(Hp)感染　　Hp 的感染程度与胃黏膜炎症程度呈正相关。大部分慢性胃炎都是由幽门螺杆菌感染引起。

2. 慢性浅表性胃炎的继续　　长期浅表性炎症损伤会导致黏膜腺体萎缩,引起慢性萎缩性胃炎。

3. 其他 遗传、年龄、不良饮食习惯、胆汁或十二指肠液反流、免疫因素、滥用药物、中枢神经功能失调等。

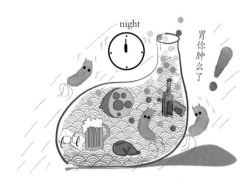

引起萎缩性胃炎原因

四、慢性萎缩性胃炎如何治疗呢？

慢性萎缩性胃炎,首选内科保守治疗,防止肠上皮化生和异型性增生,最终防止胃癌的发生。

1. 一般治疗 饮食宜选用富营养、少刺激、易消化的食物,避免吸烟、酗酒、咖啡、浓茶以及对胃有刺激的药物,消除患者疑虑,调整精神情绪,保持心情乐观、舒畅、平和,确立积极健康的生活态度。

2. 抑酸或制酸剂 选用受体阻断剂(西咪替丁、雷尼替丁、法莫替丁、罗沙替丁等),质子泵抑制剂(奥美拉唑、兰索拉唑、泮托拉唑、雷贝拉唑、埃索美拉唑、艾普拉唑等),制酸剂(复方氢氧化铝、碳酸氢钠、氢氧化铝等)。

3. 胆汁结合剂 适用于各类胃炎伴胆汁反流者,有考来烯胺、甘羟铝、铝碳酸镁等。

4. 黏膜保护剂　适用于胃黏膜糜烂、出血或症状明显者,常用的药物有铋剂、硫糖铝、康复新液、米索前列醇、复方谷氨酰胺、吉法酯、替普瑞酮、瑞巴派特片等。

5. 促动力剂　适用于上腹饱胀、早饱、嗳气、呕吐等症状为主者。

6. 助消化药　适用于萎缩性胃炎伴胃酸偏低,或食欲减退等症状为主者。

7. 其他　抗抑郁药和镇静药适用于睡眠差、有明显精神因素者。

8. 手术治疗　对病灶局限、范围明确的胃癌前病变可行 EMR(内镜下胃黏膜切除术)或 ESD 内镜手术治疗,也可酌情分别采用微波、激光、射频氩气刀或高频电切治疗;慢性萎缩性胃炎伴重度不典型增生或重度大肠型肠腺化生者可行胃切除手术治疗。

五、慢性萎缩性胃炎如何预防? 生活中应该注意些什么?

1. 健康饮食　养成良好的饮食习惯,三餐规律,少量多餐,细嚼慢咽、不暴饮暴食,少食过冷、过热、辛辣、油腻、高盐、烟熏等刺激性的食物,少食烟酒浓茶咖啡;食物品种多样、加工简单、易消化吸收,注意饮食卫生,避免食用过夜饭菜,补充新鲜蔬菜与水果,少吃生食、少喝生水。建议使用公筷,避免经口口传播。

2. 建立健康生活态度及习惯,增强机体抵抗力　平时生活规律,合理安排工作和休息时间,劳逸结合,少熬夜,保持健康乐观的心理状态,避免过度精神紧张、恐惧、避免情绪低落与精神压力过大。根据身体情况适度运动,提高体质。饭前充分洗手消毒。

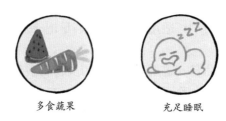

多食蔬果　　　　　　充足睡眠

3. 用药指导　　不滥用药物,尽量不用或少用对胃肠道损伤较大的药物,必要时同时服用制酸剂或胃黏膜保护剂,如有异常及时复查。

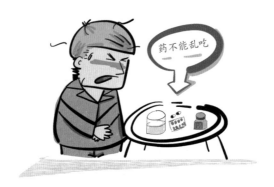

4. 加强健康保健意识,如有不适及时就诊,早发现、早诊断、早治疗。

5. 40岁以上人员建议常规进行胃镜检查。萎缩性胃炎的胃镜检查,完全有足够空间和时间来保证早期发现病变,单纯萎缩性胃炎酌情1～2年以上查一次胃镜,伴肠化

1 年左右查一次,伴轻、中度异型增生半年左右查一次,伴重度异型增生短期内进行胃镜下切除后需继续 3 个月、半年、1 年复查胃镜。

"脾胃为后天之本",胃肠道功能良好,才能为机体提供充足的营养和动力,保护胃肠就是保护健康。好胃是需要养出来的。

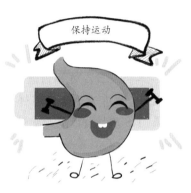

第二节

幽门螺杆菌可测、可治、可防

故事背景

世界上有一半的人口感染幽门螺杆菌（Hp）。现在不少常规体检中，都有关于幽门螺杆菌的检验，可一看到检查结果"Hp阳性"，很多人就慌了！医生，我是不是胃溃疡了，我是不是胃癌了？一堆的疑问就来了，今天就给大家讲讲胃幽门螺杆菌阳性。

何谓幽门螺杆菌胃炎？

幽门螺杆菌胃炎是一种传染病，我国感染率约50%。感染的风险与社会经济和生活条件有关。盐腌制食品的摄入增加了幽门螺杆菌持续感染的可能性。幽门螺杆菌感染者中，15%～20%发生消化性溃疡，10%发生Hp相关性消化不良，1%发生胃恶性肿瘤。然而多数感染者无临床症状及并发症。

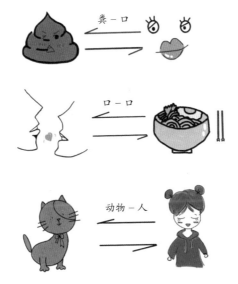

Hp 感染途径

一、幽门螺杆菌的检测方法有哪些?

正确检测是有效处理的前提,检测的方法如下:

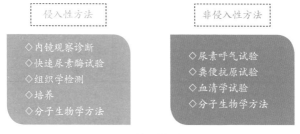

侵入性方法	非侵入性方法
◇内镜观察诊断 ◇快速尿素酶试验 ◇组织学检测 ◇培养 ◇分子生物学方法	◇尿素呼气试验 ◇粪便抗原试验 ◇血清学试验 ◇分子生物学方法

Hp 检测方法

目前尿素呼气试验是最好的非侵入性方法,准确度高,易于操作,可反映全胃幽门螺杆菌感染状况,克服细菌"灶性"分布差异、活检取材的影响。

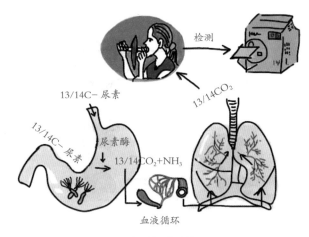

尿素呼气试验原理

13C 呼气试验 VS 14C 呼气试验				
	同位素性质	孕妇 / 儿童	检测方法	检测费用
13C 呼气试验	13C 稳定	无影响	质谱法 红外法	¥¥¥
14C 呼气试验	14C 放射性	不宜	液闪法 电离法	¥¥

二、Hp 阳性需要治疗吗？ 如何治疗？

1. 根除 Hp 能促进消化性溃疡愈合,能使约 80% 早期胃 MALT 淋巴瘤缓解。

我国第五次共识 Hp 的根除指征如下：

Hp 阳性	强烈推荐	推荐
消化性溃疡（不论是否活动和有无并发症史）	√	
胃黏膜相关淋巴组织淋巴瘤	√	
慢性胃炎伴消化不良症状		√
慢性胃炎伴胃黏膜萎缩、糜烂		√
早期胃肿瘤已行内镜下切除或手术胃次全切除术		√
长期服用质子泵抑制剂		√
胃癌家族史		√
计划长期服用 NSAID（包括低剂量阿司匹林）		√
不明原因的缺铁性贫血		√
特发性血小板减少性紫癜其他 HP 相关性疾病（如淋巴细胞性胃炎、增生性胃息肉）		√
证实有 Hp 感染		√

2. 如何根治治疗？

目前 Hp 对克拉霉素、甲硝唑和左氧氟沙星的耐药率（包括多重耐药率）呈上升趋势；耐药率：克拉霉素：20%～50%，甲硝唑：40%～65%，左氧氟沙星：20%～50%，阿莫西林：0%～5%，四环素：0%～5%，呋喃唑酮：0%～1%。Hp 对阿莫西林、四环素和呋喃唑酮的耐药率仍很低。目前推荐铋剂四联（PPI+ 铋剂 +2 种抗生素）作为主要的经验性根除 Hp 治疗方案。

PPI+ 铋剂

编号	1	2	3	4	5	6	7
抗生素组合	阿莫西林	阿莫西林	四环素	四环素	阿莫西林	阿莫西林	阿莫西林
	克拉霉素	呋喃唑酮	呋喃唑酮	甲硝唑	左氧氟沙星	四环素	甲硝唑

第四次全国幽门螺杆菌感染处理共识会议推荐（2012 年）　　　第五次共识会议推荐（2016 年）

共识推荐 7 种铋剂四联方案

抑酸剂在根除方案中起重要作用,选择作用稳定、疗效高、受 CYP2C19 基因多态性影响较小的 PPI(艾索美拉唑和雷贝拉唑),可提高根除率。

青霉素过敏者推荐的铋剂四联方案抗生素组合为:①四环素 + 甲硝唑;②四环素 + 呋喃唑酮;③四环素 + 左氧氟沙星;④克拉霉素 + 呋喃唑酮;⑤克拉霉素 + 甲硝唑;⑥克拉霉素 + 左氧氟沙星。

以上 7 种方案均采用 14 天疗程,根除率 >90%。

根治治疗应常规评估是否根除治疗结束后 4～8 周复查呼气试验。

三、Hp 是怎么传播,如何简单预防?

1. 养成良好卫生习惯、勤洗手。

2. 不共用餐盘、餐具,分餐制度。

3. 家长尽量不和孩子口对口喂食。

4. 呕吐物、粪便及时清理。

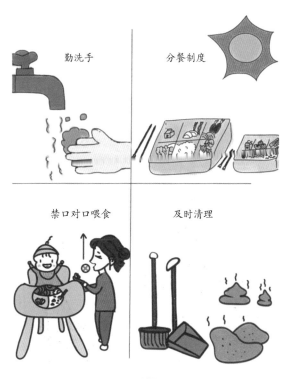

预防措施

第三节
肝硬化的"前世今生"

故事情境

20～40岁人群已成为肝病高发人群，疏于检查和治疗不规范是主要原因。

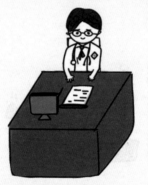

医生我还年轻，怎么会得肝硬化呢？

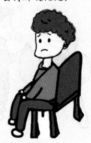

咨询肝硬化原因

何谓肝硬化

肝硬化是由一种或多种病因长期或反复作用形成的弥漫性肝纤维化、再生结节和假小叶形成为组织学特征的进行性慢性肝损害。

　　引起肝硬化的原因包括病毒性肝炎、喝酒、脂肪肝、免疫性肝炎、原发性胆汁性肝硬化、代谢类疾病、遗传性疾病、药物等多种因素。而病毒性肝炎中的慢性乙肝、丙肝是引起肝硬化的主要原因。我国70%～80% 的肝癌由乙肝病毒感染所致。

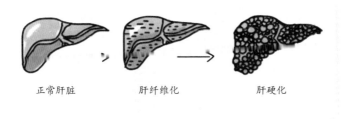

正常肝脏　　　　　肝纤维化　　　　　肝硬化

一、肝硬化会出现哪些主要症状呢?

　　全身乏力、消瘦、食欲减退、腹胀、胃肠功能紊乱;面色晦暗、黄疸,尿少、下肢水肿;蜘蛛痣、肝掌、皮肤色素沉着、女性月经失调、男性乳房发育;腹水、食道静脉曲张、出血、肝性脑病等。

二、肝硬化可以逆转改善吗?

　　肝脏具有很强的再生和自身修复功能,原有损害也可逐渐被修复。慢性肝炎必须经过肝脏纤维化,才能发展为肝硬化,对于早期肝硬化要力争早发现、早治疗。当肝脏病变尚处于纤维化阶段,通过积极治疗,病情可以逆转,有可能完全恢复。若疾病已进展到肝硬化,则通过治疗只能争取缓解。

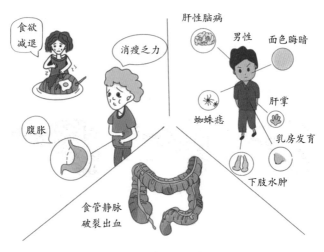

肝硬化的主要症状

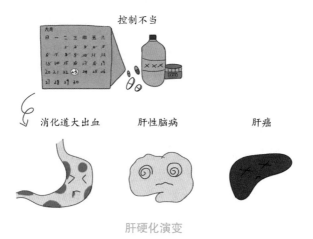

肝硬化演变

三、肝硬化患者应该怎么吃？

1.食谱应多样化,软烂可口易消化。以低脂肪、高蛋白、高维生素和易于消化饮食为肝硬化患者选择饮食的原则。

2.早期可多吃豆制品、水果、新鲜蔬菜,适当进食糖类、鸡蛋、鱼类、瘦肉。当肝功能显著减退并有肝性脑病先兆时,应限制蛋白质的摄入,三餐应以蔬菜为主。伴有食管静脉曲张者,少食多餐,应避免刺激性的及坚硬的食物,以免损伤曲张的食道静脉造成大出血。

3.有腹水时要卧床休息,增加营养,并限制盐的摄入,最好采用无盐或低盐饮食,每日食盐量以不超过 2g(1 牙膏盖)为宜。腹水明显时还要限制水的摄入,一般进水量以控制在每日 1000ml。严重低钠血症者,应限制在 500ml 以内。

4.要有足够的热量。充足的热量可减少对蛋白质的消化,减轻肝脏负担,有利于组织蛋白的合成。肝硬化患者每日食物热量以 2500～2800kcal 较为适宜。按体重计,每日每千克体重需热量 35～40kcal。

合理饮食

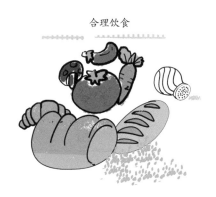

部分常见食物热量对照表

单位:kcal/100g

名称	热量	名称	热量	名称	热量
白米饭	126	白面包	130	面条	270
花卷	217	老面馒头	225	肉包1个	250
稀饭	58	水饺10个	420	油条	386
小米粥	46	方便面	470	牛肉面	450
葡萄	43	番茄	18	草莓	30
苹果	52	香蕉	90	西瓜	25
菠萝	42	荔枝	70	猕猴桃	53
橙子	47	龙眼	71	木瓜	27
桃子	38	杧果	32	哈密瓜	34
冬瓜	11	土豆	76	芹菜	20
黄瓜	15	生菜	12	豆腐干	141
白萝卜	16	南瓜	22	四季豆	30
苦瓜	18	茄子	23	花生仁	582
香菇	19	黑木耳	205	豆腐皮	395
肥猪肉	820	瘦猪肉	331	羊肉	203
鸡肉	166	鸡蛋1个	70	牛肉	125
鳝鱼	60	鲫鱼	108	鱿鱼	75
蟹黄	660	小龙虾	85	鲜贝	77
白开水	0	58度白酒	700	柠檬水	26
铁观音	304	红茶	294	可乐	150
豆浆	15	饼干	546	酸奶	82
薯片	550	巧克力	586	冰激凌	200

四、肝硬化患者日常护理可以做些什么?

1.禁酒戒烟,不要滥用"护肝"药物。

2.肝硬化患者要保持大便通畅,减少氨的积聚,防止肝性脑病。

3.应定期到医院作肝功能、甲胎蛋白、超声等检查。

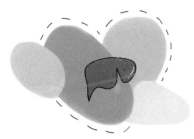

生活也需要爱肝

第四节

这个"丙肝"不好吃

故事情境

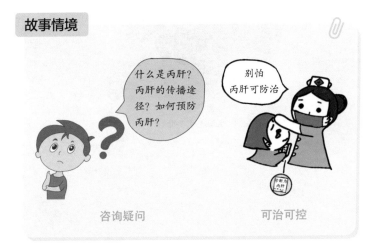

什么是丙肝？
丙肝的传播途
径？如何预防
丙肝？

别怕
丙肝可防治

咨询疑问　　　　　　　　可治可控

什么是丙肝？

　　丙型肝炎（简称丙肝）是一种由丙肝病毒（英文缩写 HCV）引起的，经血液为主要传播途径的传染病。丙肝病毒主要损害肝脏，可导致慢性肝炎，部分患者可发展为肝硬化甚至肝癌,对患者的健康和生命危害极大。

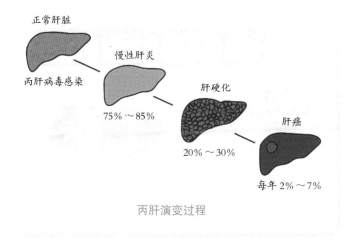

正常肝脏

慢性肝炎

丙肝病毒感染

肝硬化

75%～85%

肝癌

20%～30%

每年2%～7%

丙肝演变过程

目前尚未研制出有效预防丙肝的疫苗,但丙肝是可以预防的,经过规范治疗是可以治愈的。丙肝是目前唯一能够被彻底治愈的慢性病毒性肝炎,治愈率高达90%。早检测、早诊断、早治疗是丙肝防治的关键。

一、丙肝有什么症状?

绝大部分丙肝患者无明显症状,而且这个无明显症状的时间往往会持续好几年。等病情发展到肝功能明显下降时,患者才会出现相应的症状。

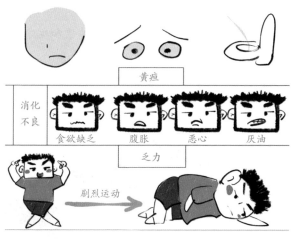

丙肝症状

二、丙肝是怎么传播的?

丙肝病毒可以通过血液、性接触和母婴等途径传播。血液传播是丙肝最主要的传播途径,包括:

1. 共用注射器静脉注射毒品。

2. 输入被丙肝病毒污染的血液或血液制品。

3. 使用被丙肝病毒污染且未经严格消毒的针具以及医疗和美容器械。

4. 与丙肝病毒感染者共用剃须刀、牙刷等。

5. 与丙肝病毒感染者进行无保护的性行为可以引起传播,感染丙肝病毒的孕妇有可能将病毒传播给新生儿,但这两种途径都不常见。

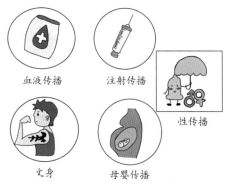

血液传播　　　　　注射传播

性传播

文身　　　　母婴传播

丙肝传播途径

三、与丙肝患者的日常生活和工作接触会被感染吗?

日常生活和工作接触,如握手、拥抱、礼节性接吻、共用餐具和水杯、共用劳动工具、办公用品、钱币和其他无皮肤破损或无血液暴露的接触不会感染丙肝病毒。

四、怎么预防丙肝?

采取积极、适当的措施切断传播途径,丙肝是可以预防的。预防艾滋病的措施也可以有效预防丙肝,主要包括:

1. 拒绝毒品,不共用针具静脉注射毒品。

2. 倡导无偿献血,杜绝非法采、供血。

3. 避免不必要的注射、输血和使用血制品。

4. 不与他人共用针具或其他文身、穿刺工具。

5. 不与他人共用剃须刀、牙刷等可能引起出血的个人用品。

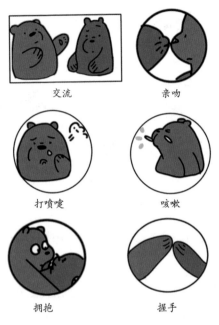

交流　　　　亲吻

打喷嚏　　　　咳嗽

拥抱　　　　握手

丙肝日常接触

6.遵守性道德,保持单一性伴侣,正确使用安全套。

7.感染丙肝病毒的妇女在治愈前,应避免怀孕。

五、为什么丙肝患者饮食有度那么重要?

丙肝虽可治愈,饮食禁忌不可放松。

1.哪些食品对丙肝患者康复有利? ——宜"淡"

（1）多食温和、松软、易消化的食物,并保持清淡,以蔬菜、水果、豆类、鱼类为主。

（2）芹菜、黄瓜、番茄、甘蓝菜等为优。

（3）也可饮用一些水果汁,如柠檬汁、梨汁、杧果汁、西瓜汁等。

2. 哪些食品对丙肝患者康复有利? ——宜"杂"

（1）饮食宜多样化,不要偏食。

（2）狂补蛋白、狂补热量,都有损肝脏。

（3）健康的饮食要顾及机体所需的建筑材料,包括蛋白质、必需的脂肪酸及碳水化合物等。

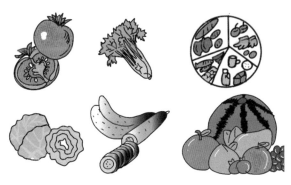

丙肝饮食要求

3. 丙肝患者应杜绝饮酒——酒是肝病患者之大忌!!!

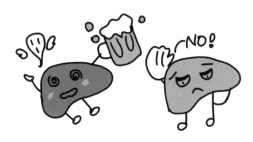

丙肝忌酒

第五节

脂肪肝离我们有多近

故事背景

　　脂肪肝是指由于各种原因引起的肝细胞内脂肪堆积过多的病变,是一种常见的肝脏病理改变。正常人肝组织中含有少量的脂肪,如甘油三酯、磷脂、糖脂和胆固醇等,其重量约为肝重量的 3%～5%,如果肝内脂肪蓄积太多,超过肝重量的 5% 或在组织学上肝细胞 50% 以上有脂肪变性时,就可称为脂肪肝。

　　随着人民生活水平的提高,脂肪肝越来越多地走进我们的生活!脂肪性肝病正严重威胁国人的健康,成为仅次于病毒性肝炎的第二大肝病,且发病率在不断升高,发病年龄日趋年轻化。脂肪肝任由其发展将导致肝炎、肝硬化甚至肝癌。

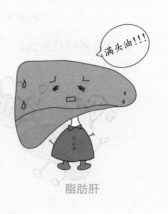

满头油!!!

脂肪肝

一、我怎么就得了脂肪肝?

(一)营养因素

营养过剩是近年来引起脂肪肝最常见的因素之一。过多的能量转化为脂类物质,当肝脏载脂蛋白不足以结合全部的脂质,剩余脂质沉积在肝细胞内形成肥胖性脂肪肝。

营养不良也可能出现脂肪肝。这部分人群脂类物质正常,但由于营养不良导致体内蛋白质缺乏,不能生成足够的载脂蛋白,脂类物质不能变成脂蛋白进入血液,故而沉积于肝细胞内,最终形成脂肪肝。

(二)化学因素

主要见于长期嗜酒的人。酒精性脂肪肝可导致肝脏合成功能下降,引起肝脏代谢障碍。部分滥用药物者也存在脂肪肝的风险。大部分药物经过肝脏代谢分解,某些药物或化学毒物会伤害肝脏,引起肝脏脂肪变性。需注意的是,降脂药也可干扰脂蛋白的代谢,长期滥用也可能增加药物性脂肪肝形成的风险。

(三)内分泌因素

主要见于糖尿病患者。糖尿病患者体内由于胰岛素分泌不足易引发肝脏的脂代谢紊乱。另外,糖尿病患者肝脏对糖的利用减少,释放增加,也是引发脂肪肝的原因。

(四)遗传因素

人体内各种物质的代谢更新需要特异的功能酶,部分人群因为编码这些酶的基因发生突变,引起代谢功能异常,进而导致脂肪肝的发生。

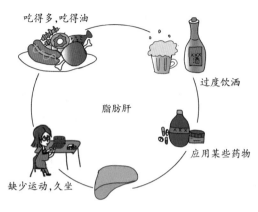

脂肪肝成因

二、看看你是哪种脂肪肝？

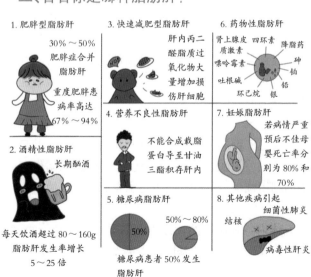

1. 肥胖型脂肪肝

30%～50% 肥胖症合并脂肪肝 重度肥胖患病率高达 67%～94%

2. 酒精性脂肪肝

长期酗酒

每天饮酒超过 80～160g 脂肪肝发生率增长 5～25 倍

3. 快速减肥型脂肪肝

肝内丙二醛脂质过氧化物大量增加损伤肝细胞

4. 营养不良性脂肪肝

不能合成载脂蛋白导至甘油三酯积存肝内

5. 糖尿病脂肪肝

50% 50%～80%

糖尿病患者 50% 发生脂肪肝

6. 药物性脂肪肝

肾上腺皮质激素 四环素 降脂药 嘌呤霉素 砷 铂 吐根碱 铅 环己烷 银

7. 妊娠脂肪肝

若病情严重预后不佳母婴死亡率分别为 80% 和 70%

8. 其他疾病引起

细菌性肺炎 结核 病毒性肝炎

脂肪肝分型

三、怎么知道自己得了脂肪肝？

1. 早期　早期无症状，无特异性，易忽视，大部分人通过体检时 B 超发现。

2. 中重度　肝大、肝区或右上腹胀满隐痛、食欲减退、疲倦乏力、腹胀、嗳气、恶心呕吐、体重减轻、转氨酶轻度升高、糖耐量异常、轻度黄疸、脾大。

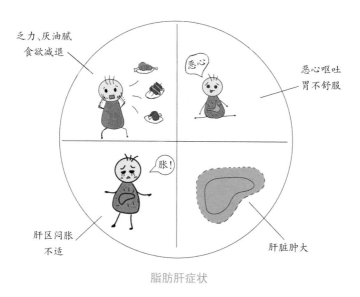

脂肪肝症状

四、得了脂肪肝怎么办？

1. 找出病因　去除病因才有利于治愈脂肪肝。

2. 调整饮食结构　提倡高蛋白质、高维生素、低糖、低脂肪饮食。不吃或少吃动物性脂肪、甜食，不吃零食，睡前不加餐。

3. 适当增加运动　促进体内脂肪消耗,主要应选择有氧运动,比如慢跑、快走、骑自行车、上下楼梯、打羽毛球、跳绳和游泳等。

4. 适当补硒　能让肝脏中谷胱甘肽过氧化物酶的活性达到正常水平,对养肝护肝起到良好作用。

5. 药物治疗　目前尚无防治脂肪肝的特效药物。常选用保护肝细胞、降脂药物及抗氧化剂等。

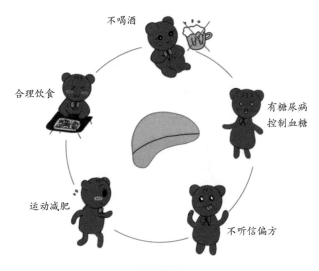

不喝酒

合理饮食

有糖尿病
控制血糖

运动减肥

不听信偏方

预防措施

第六节

都是反流惹的祸

故事情境

　　这一天,某省级医院胃食管反流诊疗中心连续收了5位患者,虽然他们来自全国各地,有着不同的症状,有的以反酸、反食、嗳气胸骨后烧灼样疼痛为主;有的以吞咽困难、吞咽疼痛为主;有的因为反复发作性的夜间哮喘、咳嗽、喘息、胸闷;有的因为咽部异物感、声音沙哑,但他们有着一个共同的特点,这些症状已经折磨他们数年,甚至数十年,先后辗转求医于各大医院的消化科、心内科、呼吸科,服用大量各类制酸药也只能得到短时间的缓解,用药停止后,症状就再次发作,其中的一位因长期服药甚至出现了肾功能的异常,当地医生告诉他,无论如何不能再服药了。患者们痛苦万分,日日夜夜,时时刻刻被痛苦折磨,有的患上了焦虑症,对其正常的生活和工作都造成了很大的影响。这一天他们不约而同找到了这家省级医院胃食管反流诊疗中心,他们究竟怎么啦? 得了什么病呢?

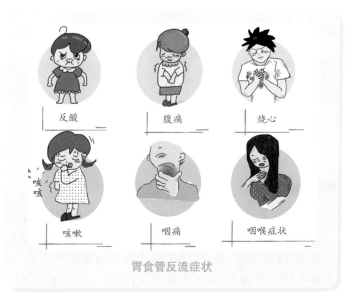

胃食管反流症状

何谓胃食管反流病?

　　医生让他们都做了胃镜检查,结果发现患者的贲门口都松弛明显。哦!原来其实这些症状都是反流惹的祸!

　　那么何谓贲门?贲门就是:我们的食管与胃相连的部位有一圈肌肉,环绕在食管的最下方,像一个阀门控制着食管的出口。在不进食的时候,这圈肌肉就像一个尽职的哨兵,关好大门不让胃内容物进入食管。当这圈肌肉功能失调的时候,大门开了个缝儿,甚至大敞着,胃里面的东西不老实,就会上蹿到食管中。过多的胃、十二指肠内容物反流入食管引起烧心等症状,并可导致食管炎和咽、喉、气道等食管以外的组织损害。

　　胃食管反流病在西方国家十分常见,人群中7%～15%有胃食管反流症状,在我国的发病率约为5.77%,发病随年龄增加而增加,40～60岁为高峰发病年龄,男女发病无差异,胃食管反流病的临床表现多样,轻重不一,有些症状则不易被认识,易误诊,从而忽略了对本病的诊治。

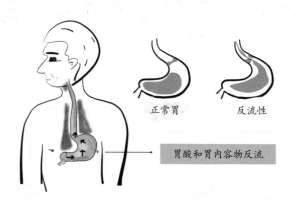

正常胃　　　　反流性

胃酸和胃内容物反流

胃食管反流

一、哪些人容易得胃食管反流呢？

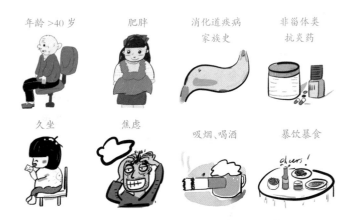

年龄 >40 岁　　肥胖　　消化道疾病家族史　　非甾体类抗炎药

久坐　　焦虑　　吸烟、喝酒　　暴饮暴食

胃食管反流易得人群

二、胃食管反流治疗方案有哪些？

1. 药物治疗（保守治疗）

（1）H_2 受体拮抗剂（H_2RA）：如西咪替丁、雷尼替丁、法莫替丁等。

（2）促胃肠动力药。

（3）质子泵抑制剂（PPI）：包括奥美拉唑、潘妥拉唑等抗酸药。

2. 抗反流手术治疗　抗反流手术指征为：

（1）严格内科治疗无效。

（2）虽经内科治疗有效但患者不能忍受长期服药。

（3）经扩张治疗后仍反复发作的食管狭窄，特别是年轻人。

（4）确证由反流引起的严重呼吸道疾病。

除第4项为绝对指征外，近年由于PPI的使用，其余均已成为相对指征。

医生们经过商讨，认为目前最适合患者的治疗方法就是腹腔镜下胃底折叠手术。所谓胃底折叠术，就是将距贲门不远的胃底拉过来，包裹住贲门。"就像给贲门扎个小领带。"有了这层包裹，贲门再次被收紧，自然不会再出现反流现象。该手术采用微创手段，患者创伤小，恢复快，就相当于给贲门做了个整形手术。

三、食管反流病可以预防吗？胃食管反流患者该如何进行自我保健？

胃食管反流病是消化系统的常见病，易反复发作，呈慢性过程。治疗需要讲究策略，而调整生活方式是整个治疗过程中的基础，是预防胃食管反流病的重要举措，改变饮食和生活方式是预防最好的方法。

1.首先要纠正不良的饮食习惯，饮食要有节制，勿暴饮暴食；饮食中应吃些易消化、细软的食品。

2.应该少用刺激性食品，油腻、高脂肪、粗纤维等不易消化的食物摄入过多是引发反流的一个重要诱因。尽量少吃高脂肪餐、如浓茶、酒类、咖啡、可可、巧克力。少食刺激性、粗纤维含量高的食物，如红薯、鲜柠檬汁、鲜橘汁、番茄汁、柑橘类果汁、柳橙、凤梨、葡萄柚、番茄、全脂牛奶及刺激性调料，如咖喱、胡椒粉、薄荷、辣椒等。

3.严格戒烟和戒酒。

4. 餐后不宜马上躺下,活动20～30分钟后方可入睡,但应注意餐后活动以小运动量为宜(如平地散步),避免活动增加腹压而加重反流。

5. 最好在睡眠时把床头抬高10～20cm,注意是抬高床头,而不是仅仅垫高枕头,还有睡前2～3小时最好不要进食。

6. 多喝温开水,多咀嚼口香糖,可以增加唾液分泌,增加食管清除能力,稀释胃液,有助于保护食管黏膜。

7. 建议平时穿着应以宽松、舒适为宜,衣裤不要太紧身,避免腰带、皮带扣得太过紧。平时活动也应尽可能减少增加腹内压的动作,如过度弯腰、负重、屏气,坐过低的板凳等。这样就能最大程度减少反流的机会。

8. 心理因素也十分重要。心理因素对消化系统的影响也十分大,若焦虑、抑郁都会使消化系统出现不良反应,所以在紧张的时候注意缓解压力显得非常重要。

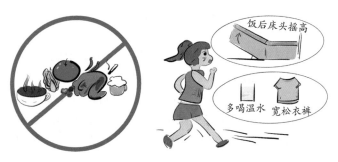

注意事项1　　　　　　　注意事项2

第七节

无"胆"亦英雄

故事情境

　　话说这一天晚餐,苏大妈烧了香喷喷的红烧肉,实在太好吃了,苏大伯实在控制不住多吃了2块,可是晚上,苏大伯出现了右上腹持续性疼痛伴一阵一阵加剧,同时右肩部也痛得厉害,忍不住了,真的忍不住了,就打电话给了儿子……

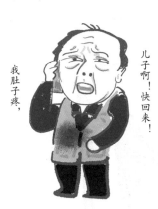

腹痛

经过医生的诊治,苏大伯得的是:胆囊多发结石,而且其中一块结石已经嵌顿在胆囊颈部。

医生:苏大伯你需要手术治疗,切除胆囊!

苏大伯:什么? 我得了胆结石? 要手术? 医生,胆囊怎么也会长石头? 切除了胆囊,我的胆汁怎么办? 还会长石头吗?

医生:好的,下面就让我来给你普及下关于胆结石的相关知识。

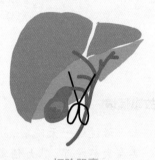

切除胆囊

胆结石又称胆石症,是指胆道系统包括胆囊或胆管内发生结石的疾病。

胆结石有哪些类型?

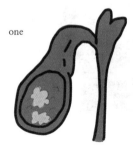

one

胆囊结石:多为胆固醇或胆固醇为主的混合性结石。胆囊结石占全部胆石的50%左右。

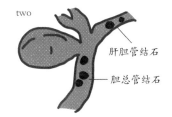

two

肝胆管结石

胆总管结石

胆外胆管结石:大多数是胆色素结石或以胆色素为主的混合性结石,这种结石多为原发性结石,另一小部分是胆囊排至胆总管内的胆固醇结石。

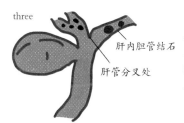

three

肝内胆管结石

肝管分叉处

胆内胆管结石:是原发性胆管结石,在我国较多见,占全部胆石的20%~30%多为胆色素结石或胆色素为主的混合性结石。

苏大伯:医生,这些图我都看懂了,可是这些石头有什么危害呢? 能不能让我和石头和平共处啊?

医生:这些石头危害很大,主要表现在这几个方面:

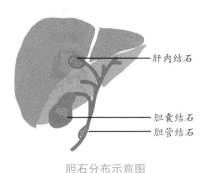

肝内结石

胆囊结石

胆管结石

胆石分布示意图

1. 会引起疼痛，尤其是进食油腻食物后。

2. 结石掉入胆总管，造成堵塞时，可导致胆源性胰腺炎。

3. 严重时，还能导致急性化脓性梗阻性胆管炎。

4. 胆结石是胆囊癌的高诱发因素。

苏大伯：这么严重啊！那我要手术的，可是，为什么我会得胆结石呢？

医生：胆囊结石也爱"F4"加上不爱吃早餐，F4指的是：

forty（40）：40～50岁是发病高峰年龄。

fat（肥胖）：是正常体重者的3倍。

female（女性）：男女发病比例1：2。

fertile（多次生育）：是胆结石最大的危险因素，由于妊娠次数多，导致多次胆汁成分比例失调就容易发生胆石症。

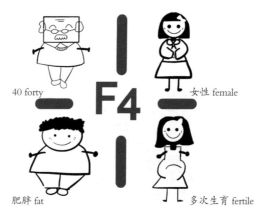

40 forty　　女性 female　　肥胖 fat　　多次生育 fertile

胆囊结石易发人群

苏大伯:那一定是我太胖了,还经常不吃早餐的缘故,医生,是不是有结石了,就一定要马上手术啊?

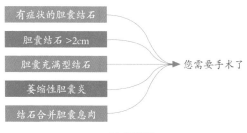

手术指征

医生:手术创伤大吗? 住院时间长吗? 多久能吃东西? 胆囊切了会不会消化不良?

医生:目前,治疗胆囊结石最好的方法就是腹腔镜胆囊切除术,它是利用一种特质的导管插进腹膜腔,解剖胆囊三角区结构,离断并夹闭胆囊管、胆囊动脉,切除包括结石在内的整个胆囊。

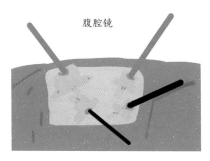

腹腔镜胆囊切除术

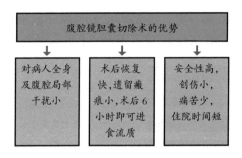

苏大伯:没了"胆",行不行? 我会不会更胆小啊……

医生:切除胆囊并不可怕! 胆囊切除后,对身体不是完全没有影响,如部分患者术后会出现腹泻,消化能力减弱等。平时注意饮食,少吃高蛋白和高脂肪类的食物,随着时间的延长,这些症状会逐渐缓解,严重时,可适当口服药物对症治疗哦!

苏大伯:医生,怎么预防胆结石啊? 我要回去告诉儿子的。

医生:

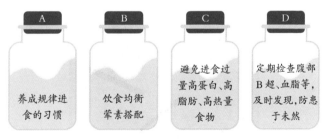

预防胆囊结石的方法

第八节

痔 说 痔 话

什么是痔疮?

痔疮,通俗称"痔",是肛管或直肠下端静脉充血肿大所致,表现为排便时出血、疼痛、肛门瘙痒和痔赘脱垂,根据部位分为内痔、外痔、混合痔。

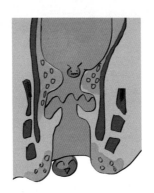

痔疮

一、如何判断自己是何种痔疮?

1. 内痔　便时出血,无内核脱出,便后自行停止;便时出血,伴内核脱出,便后可自行回纳;便时出血,伴内核脱出,需手助回纳;内痔永久脱出,无法回纳。

2. 外痔　肛门皮下扩张静脉形成的静脉团块;肛缘突起一圆行或椭圆形肿物,疼痛剧烈,肛门皮肤隆起、灼痛、瘙痒、排便或活动时尤甚。

3. 混合痔　便血、疼痛、肛门口有肿物脱出;由内痔静脉和外痔静脉丛之间彼此吻合相通的静脉形成,有内痔和外痔两种特点。

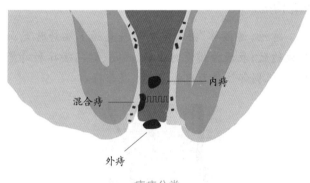

痔疮分类

二、哪些原因会诱发痔疮呢?

1. 不良排便习惯　排便用力、长时间排便。

2. 慢性疾病　长期腹泻或便秘,慢性心脏病或肝脏疾病。

3. 饮食习惯　暴饮暴食,多食辛辣刺激食物。

4. 其他　经常抬重物,妊娠,肥胖,久坐久站。

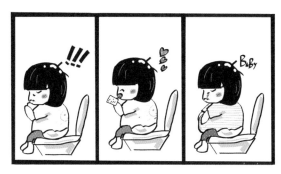

痔疮诱因

三、手术后要怎么做呢?

1. 手术当天卧床休息。

2. 术后第 1 天可适当下床活动,如有头晕、心慌等不适及时卧床,告知医护人员,可喝点汤水。

3. 第 2、3 天可从稀饭、面条转米饭;术后当天不能排便,第 2 天想解大便可以把外面的敷料撕掉排便;3 天大便未解时多吃点纤维素较多的食物,如粗粮粥,必要时使用开塞露等。

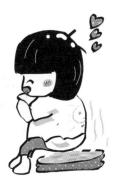

温水坐浴

4. 保持伤口周围清洁干燥,排便后可进行温水坐浴,每次 20～30 分钟;肛门功能训练即有规律地往上提收缩肛门,然后放松,一提一松。遵医嘱定期去门诊复查扩肛。

第九节

大肠息肉不能一切了事

故事情境

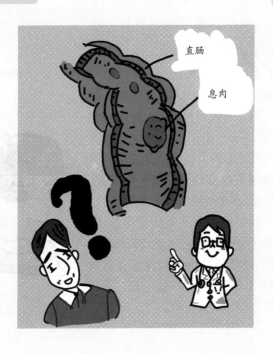

肠息肉分类

　　大肠息肉从性质上划分,常见的主要是炎性息肉和腺瘤性息肉,前者由肠道增生性炎症引起,后者的原因则不明,可能与遗传、慢性炎症刺激、生活习惯等因素有关。

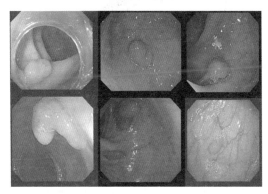

镜检肠息肉

一、肠息肉会癌变吗? 需不需要切除?

　　腺瘤性息肉不会自行消退,如果不及时处理,可慢慢长大,发生恶变的概率较高;而炎性息肉相对安全些,有时很小的炎性息肉会自行消失,但炎性息肉长期受炎症刺激,也可能癌变。结肠镜检查既是最有效的检查方法,也是极为方便的治疗手段。只有做病理检查,才能确认息肉的性质以及癌变的概率,为结肠癌防治提供重要依据。

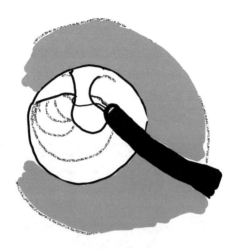

手术切除肠息肉

二、息肉切了是不是就没事了?

大肠息肉容易复发,而且由于肠道结构的特殊性容易漏掉,因此大肠息肉切除后定期复查相当重要。

三、息肉能不能预防?

某些特殊的饮食习惯,比如高脂饮食、低纤维饮食、红肉及加工肉类的摄入增加等,可能和肠息肉的形成有关系。临床发现,不少肠息肉患者喜欢肉食,而肠息肉就是大肠癌的癌前病变。因此,均衡饮食非常重要,每餐需要合理搭配肉类和蔬菜、水果的比例,不多吃荤而多吃素,有利于清理肠道毒素,预防息肉的发生,进而减少大肠癌的发生机会。

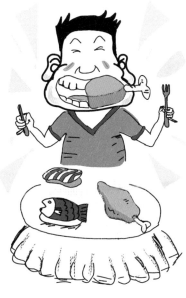

不良饮食

　　所谓吃素,一般看重的是维生素和纤维素。如兼顾营养方面,可多进食深色的蔬菜,如绿叶蔬菜、西红柿、茄子、胡萝卜等。此外,应多进食通便效果较好的水果,如香蕉、雪梨和奇异果等。

　　长期便秘的人更应多进素食,因为便秘会导致毒素被过多吸收,对健康不利。但重视吃素不等于不吃荤,也不能走向另一极端,宜荤素搭配,以素为主。

第十节

别轻视你遇到的小腹泻

故事情境

还记得火爆各大影视平台的口碑古装大剧《延禧攻略》吗?

剧中女主角魏璎珞为了整蛊皇帝,在明玉为皇帝准备膳食的时候,偷偷放了冰葡萄报复皇帝。冰葡萄性寒,与热茶一起服用,必定会腹泻不止。果然,皇帝吃了之后不停传唤"官房"(御用马桶),拉得头晕眼花,四肢瘫软。

夏日炎炎,冷饮、冰镇啤酒、烤串都是夏季的"宠儿",暑期的"标配"。在享受美食的同时,腹泻也会随之而来。

夏季腹泻特点是起病急,多伴随腹痛、乏力、头晕等症状,有的患者会出现呕吐、发热等。腹泻绝大部分是由感染或食物中毒引起。轻者让人食不知味、旅行崩溃,重者则会有生命危险!

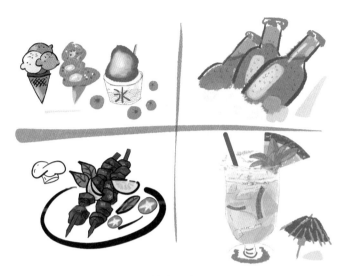

饮食因素

小贴士

　　每年的 5～10 月份是各大医院肠道门诊开放的时间,专门用来救治肠道传染病的患者。

一、什么是腹泻?

　　腹泻俗称"拉肚子",是指排便次数明显超过平日习惯的频率,粪质稀薄,水分增加,可能含未消化食物或脓血、黏液。腹泻常伴有排便急迫感、肛门不适、失禁等症状。

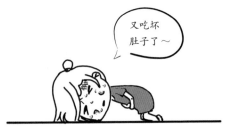

腹泻

二、为什么发生腹泻？

急性腹泻发病急剧，病程在2～3周，大多系感染引起。可导致感染性腹泻的微生物包括病毒、细菌、寄生虫等。

1. **病毒**　可以包括诺如病毒、轮状病毒等，这些病毒感染也会造成恶心、呕吐等胃部症状，也就是我们常说的胃肠型的感冒，由于这些病毒有一定的传染性，所以会在学校、幼儿园、医院、养老院等人群聚集的地方传染。

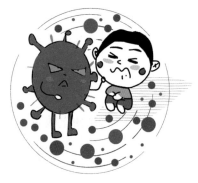

轮状病毒

2. 细菌　常见的细菌有沙门菌、大肠埃希菌等,多半是进食了被细菌感染的食物或水引起。它们也能通过手 - 粪 - 手等途径传播,所以也会在人群中相互传播。这样一来,认真洗手就成了预防传播的主要措施了。

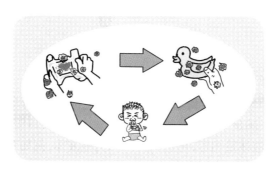

手 - 粪 - 手传播

3. 寄生虫　多半是从口进入体内的,比如被虫卵污染的饮用水,或者一些没有烹熟的食物等。许多喜欢探险、露营等户外活动的人群,就成了容易感染寄生虫的对象,如果没有专业的防护知识,可千万不要轻易搞尝试野外生存体验喔。

三、得了感染性腹泻我们该如何治疗呢?

1. 怎么吃?

(1)饮食以少渣、易消化为主,避免生冷、油腻、多纤维刺激性以及如牛奶、豆浆类易引起肠胀气的食物。急性腹泻应根据病情给予禁食、流质(如米汤)、半流质(如稀饭、面条)或软食。

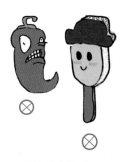

腹泻饮食要求

（2）补充水分和电解质：及时补充液体、电解质、营养物质，以满足生理需要量，一般可经口服补液，口服补液量与丢失液体量相等，可选白开水和其他液体，例如苹果汁、葡萄汁、清汤，补充水分时，注意缓慢饮用，以免引发呕吐。

小贴士：

补充电解质可以饮电解质饮料，若无口服补液盐可自己调配，做法如下：将果汁（含钾）与1/2茶匙的蜂蜜或玉米糖浆（含葡萄糖）以及一撮食盐均匀混合即可。

（3）遵医嘱用药：应用止泻药时应注意排便情况，腹泻得到控制时应及时停止用药。不要自行服用止泻药物，乱用可能加重病情哦！

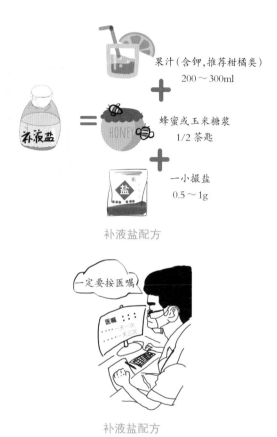

果汁(含钾,推荐柑橘类)
200～300ml

蜂蜜或玉米糖浆
1/2 茶匙

一小撮盐
0.5～1g

补液盐配方

一定要按医嘱

补液盐配方

2. 怎么做?

（1）活动与休息:急性起病、全身症状明显的患者应卧床休息,起床应动作缓慢,无头晕再起,牢记起床三部曲:"起床前平躺30秒,坐起30秒,站立30秒",慢性轻症者可适当活动,腹痛时注意腹部保暖。

（2）体温监测：部分患者可伴有发热症状，一般不超过39℃，应遵医嘱使用降温药物，并监测体温变化，多饮水，也可行物理降温，如温水擦身，出汗较多者应及时更换衣服。

（3）如果腹泻持续不减或者伴有发热、大便带脓血、黑便、腹痛、呕吐或脱水等其他症状，请及时到医院明确原因，以免耽误病情。

四、如何预防腹泻?

1. 养成良好的卫生与饮食习惯，餐前便后洗手，不饮生水。

2. 在夏、秋季节，不要暴饮暴食，不吃生冷刺激的食物，把住"病从口入"关。

第三章

骨骼肌肉系统常见
疾病护理知识

第一节

踝关节扭伤，先行"RICE"再找"POLICE"

故事背景

　　绿肥红瘦，风暖昼长。西湖以西银锭岭，十里景致，处处风光。来一场说走就走的杭州十里银锭之旅吧！

　　然而运动是一把双刃剑，既能强身健体，也会因各种运动损伤而损害身体健康。踝、膝、腰是最为常见的运动损伤部位，其中踝关节又最为高发，占急性损伤的 40%。那么踝关节急性损伤，应该怎么办呢？

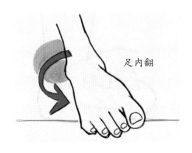

足内翻

在专业领域,踝关节损伤的处理经历了"RICE""PRICE""POLICE"三个阶段,在休息还是锻炼方面产生一些争议,那我们该听谁的呢？其实 RICE 原则的支持者和美国 AAOS 协会成员也承认,RICE 原则仅是踝关节扭伤或拉伤后急救的推荐措施,而不是临床治疗上的处理原则。今天我们来分解一下踝关节扭伤的这两个治疗策略。

1. 在去专业医生处就诊前,非专业的紧急处理策略是"RICE",禁忌热敷及局部搓揉按摩。

(1)休息(rest):不要继续走路了,如果轻度扭伤,肿胀不厉害则尽量减少负重。

(2)冰敷(ice):冰敷可以使血管收缩,减轻肿胀和疼痛。一般急性期 24～48 小时内进行冰敷。

(3)加压包扎(compression):比较严重的踝关节扭伤要制动,采取外固定的方法,可用绷带固定,更严重时要用石膏或支具固定。

(4)抬高患肢(elevation):睡觉时在受伤的小腿下垫一个枕头,患处高于心脏部位,帮助消除肿胀。

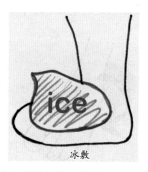

冰敷

非专业紧急处理措施——冰敷

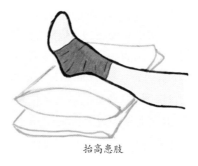

抬高患肢

非专业紧急处理措施——抬高患肢

2. 寻求专业医生的帮助,确定受伤的部位和程度,是否发生骨骼和肌肉损伤。根据诊断结果采取相应的临床治疗方法。严重的骨关节损伤如关节骨折脱位及韧带断裂有时需要手术治疗。

2012 年在英国运动医学杂志上发表的评论文章强烈建议将踝关节损伤专业治疗由 RICE 原则转换为 POLICE:

(1)保护(protest):脚踝部用保护具固定,以确保受损的韧带得到有效的固定,防止再损伤。

保护踝关节

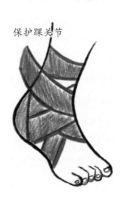

（2）适当负重（optimal loading）：在踝部得到保护的情况下，适当地负重，损伤头几天可以使用双拐，减少患肢负重。康复过早过多牵拉损伤的韧带会影响愈合，在护具保护下，只要不痛即可开始做踝关节背伸跖屈（如图：向脚背脚底方向的上下运动）练习，但是要绝对避免使用踝关节做内外翻动作。在医生指导下逐渐过渡到完全负重。

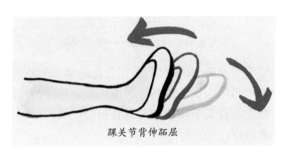

踝关节背伸跖屈

（3）冰敷（ice）：冰敷肿痛的部位（冰块、冰袋、冷制品等）每次10～15分钟，每天数次（可每2小时一次）。不要让冰块直接接触皮肤，可用毛巾隔离，避免冻伤皮肤。冷敷可以减轻肿痛，收缩血管减少出血，缓解肌肉痉挛。

（4）加压包扎（compression）：可使用弹力绷带加压。它可以阻止继续出血、预防严重的踝关节肿胀。踝关节在肿胀消退前不建议使用粘胶支持带包扎固定，以防皮肤破溃。有些踝关节护具亦有加压功能。

（5）抬高患肢（elevation）：尽量将小腿和踝关节抬起高过心脏水平（比如，躺下并在腿下放置几个枕头）。正确的抬高下肢方法应该是：踝关节超过膝关节，膝关节超过髋关节，髋关节超过身体水平位。

平衡锻炼:踝关节扭伤降低了受伤足的平衡能力,这很容易造成再次扭伤,甚至会导致对侧踝关节受到影响。因此一旦站立时不再有疼痛感,就可以在专业医生指导下尝试进行平衡训练。

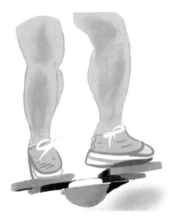

平衡锻炼

实际处理时,每个疾病因为个体不同,在治疗踝关节扭伤原则上也应该是个体化的。在您无法获得医疗治疗前按RICE原则进行处置可以对伤后恢复产生积极作用。

3.怎样预防脚扭伤?

(1)平时注意进行踝关节周围肌肉力量的训练,可以采取踮脚尖走、足后跟着地走、原地提脚后跟、跳绳等锻炼方法。

(2)在做运动之前一定要做好充分的热身以及牵伸等活动,维持良好的身体柔韧性,避免受伤。

(3)运动时可以选择鞋底柔软并且防滑的高帮鞋,必要时用弹力绷带保护足踝关节。

（4）少穿高跟鞋，鞋子一定要选大小合适的，偏大的鞋往往不跟脚，走路尤其是跑步时，容易摔跤，扭伤脚脖子。

（5）上楼梯或者走路时，一定要集中注意力，很多人崴脚都是因为心不在焉，没有留神脚下，一脚踏空或是踩在了圆滑的物体上，导致受伤。

第二节

人体寂静的杀手

故事情境

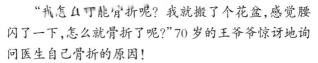

"我怎么可能骨折呢？我就搬了个花盆，感觉腰闪了一下，怎么就骨折了呢？"70岁的王爷爷惊讶地询问医生自己骨折的原因！

原来，王爷爷因为腰痛至某医院骨科就诊，医生询问病史后，经过骨密度测定、拍X线片、磁共振等一系列检查，王爷爷被确诊为第1腰椎骨质疏松性骨折，需要手术治疗。王爷爷十分惊讶："这几年身高是变矮了，腰也经常会痛，我想想人老了就是这样，也没引起重视，想不到会这么严重！"医生告诉他这次骨折的罪魁祸首就是骨质疏松，它是静悄悄的流行病，是人体"寂静的杀手"！那么今天就让我们掀开骨质疏松症的面纱，让"寂静的杀手"不再寂静！

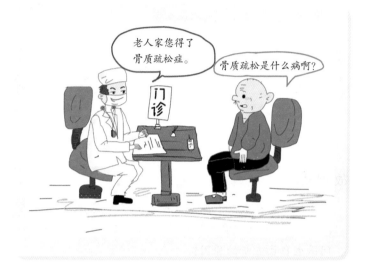

什么是骨质疏松症?

　　骨质疏松症是一种以骨量低下,骨微结构损坏,导致骨脆性增加,易发生骨折为特征的全身性骨病。

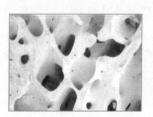

骨密度正常骨

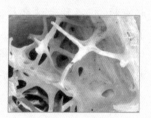

骨质疏松骨

　　人的身体就像是一栋房子,靠206块骨头的连接组成,一旦发生骨质疏松,整个身体就会像豆腐渣工程一样,无法承受相应的重量,容易出现骨折等种种问题。由于骨质疏松的发展是长期的、缓慢的、隐蔽的,因此骨质疏松症又被称为人体"寂静的杀手"。

一、我怎么知道自己有没有骨质疏松呢?

　　1. 疼痛　　腰背疼痛为主,也可能全身骨骼疼痛,拿重物时疼痛加重,严重时翻身、起坐及行走都有困难。

　　2. 身高逐渐缩短、驼背　　骨质疏松严重者可有身高缩短和驼背,脊柱畸形和活动受限。

　　3. 骨折　　骨质疏松症最严重的后果是骨折。常见部位是脊柱、髋部、腕部、肩部等。

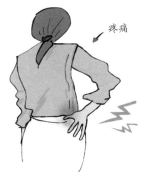

骨质疏松症状 1

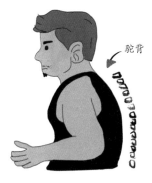

骨质疏松症状 2

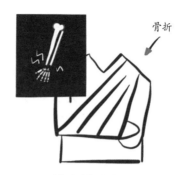

骨折

骨质疏松症状 3

当出现以上症状时就要去医院做个骨密度检查,看看自己是不是得了骨质疏松症了。双能 X 线骨密度检查是诊断骨质疏松症的金标准。

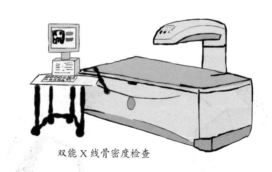

双能 X 线骨密度检查

二、该如何预防骨质疏松症呢?

均衡膳食,合理添加补剂。

1. 专家推荐骨质疏松症 1 日食谱

早餐:牛奶、大米、鸡蛋、面粉等,如:花卷、高钙牛奶、煮鸡蛋。

午餐:黄鱼、发菜、大米、油菜等,如:米饭、清蒸鱼、油菜、香菇。

晚餐:豆腐干、虾皮、番茄、鸡蛋等,如:虾皮豆腐干、番茄蛋汤、米饭。

加餐:睡前一小时喝一杯牛奶。

2. 骨健康补充剂——钙

作用:钙摄入可减缓骨的丢失,改善骨矿化。

摄入剂量:正常成年人每天钙需要量为 600～800mg,相当于 500ml 牛奶,骨质疏松患者要增加钙的摄入量,每日 1 000～1 200mg。

3. 骨健康补充剂——维生素 D

作用:钙剂只有在活性维生素 D 的作用下方可被骨骼有效的利用,活性维生素 D 不仅能够帮助钙的吸收,还能够提高神经的敏感性,增强肌力,减少老年人跌倒的风险。

摄入剂量:我国成年人推荐剂量为 0.5μg/d,老年人因缺乏日照以及摄入和吸收障碍常有维生素 D 缺乏,推荐剂量为 0.5～1μg/d。

多食含钙食物

富含钙食品:乳品类、海产品、坚果类、豆制品、蔬菜类,以及其他添加钙食品

三、除了补钙以外，我们还该做什么呢？

1. 适当运动　美国运动医学会推荐的骨质疏松症预防运动方案是力量训练、健身跑和行走。有研究表明，每次运动时间过长并不利于骨健康。每次运动时间一般控制在 30～60 分钟为宜，锻炼频率主要根据个体的主观感觉而定，即以次日不感疲劳为度，一般采用每周 3～5 次为宜，锻炼次数太少则效果不佳，而次数太多则会产生疲劳。但运动必须持之以恒。

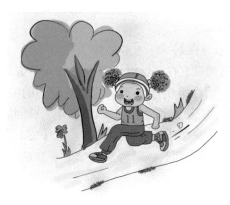

适当运动

2. 适当光照　晒太阳的时间段最好在每天下午 3 时以后到傍晚时分，每次 20～30 分钟，使人感到温暖柔和为宜。

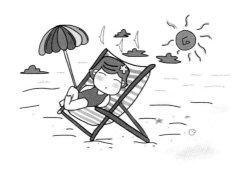

适当光照

四、得了骨质疏松症,怎么治?

如果确诊得了骨质疏松症,除了改变生活方式和坚持补钙、维生素 D 以外,还要进行抗骨质疏松药物治疗。药物要在医生的指导下正确使用,切勿盲目使用保健品代替药物治疗。

第三节

大家都有腰椎间盘，为什么你那么突出

故事背景

哎呀，我的腰好痛啊！我的腿也怎么麻麻的了！

没错，你可能是腰椎间盘突出了。

随着社会的发展，人们的生活水平越来越好，所以很多人开始养成了一些不良的生活习惯，导致一些疾病发生在自己身上，其中腰椎间盘突出就是日常生活中常见的一种疾病，近些年，这种疾病也赶起了时髦，越来越年轻化，不少小哥哥小姐姐 20 岁就被他套牢。是时候引起大家的重视了！

腰椎间盘构造和功能

人体有 5 块腰椎骨，腰椎间盘就在腰椎骨之间，为腰椎关节的组成部分，它的形状为扁椭圆形，由纤维环和髓核组成。腰椎间盘和腰椎骨一起，支撑着人体上半身的重量,又像小弹簧一样,能屈能伸,能使脊柱弯曲,还可以缓冲身体运动对脊柱的伤害。

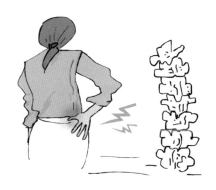

腰椎间盘突出引起的腰痛

一、那为什么会引起腰椎间盘突出呢?

(一)椎间盘退行性变——基本因素

因椎间盘仅有少量血液供应,营养极为有限,因此很容易退变。一般在 20 岁以后,椎间盘即开始退变,髓核的含水量逐渐减少,椎间盘的弹性和抗负荷能力也随之减退。

(二)慢性累积伤——主要诱发因素

经常搬运重物、不正确的坐姿、运动不当等,可以使椎间盘继发病理性改变,以致纤维环破裂,髓核突出,压迫到后面的神经,就会引起腰痛、腿麻、大小便失禁甚至瘫痪了。

形象地来讲,将椎间盘比作我们平常爱吃的瑞士卷,外层的蛋糕卷相当于纤维环,中心奶油部分就是髓核,当因一系列因素,使得瑞士卷受到挤压,奶油被挤了出来,患者就腰椎间盘突出了。

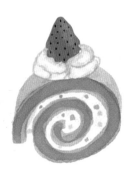

瑞士卷

二、我们平时应该怎么呵护我们的腰椎间盘呢?

(一)告别不良习惯——改善坐姿

平常生活中的葛优躺、跷二郎腿、趴着坐等姿势,都会使腰椎间盘承受着巨大的压力,因此正确的坐姿对预防腰突症非常重要,坐位时选择高度合适、有扶手的靠背椅,保持身体与桌子距离适当,膝与髋保持同一水平,身体尽量靠向椅背。

(二)告别不良习惯——保持良好的姿势

人在处于不同体位和姿势时,椎间盘内压力是不同的,以站立时的压力是 100% 为基准,平卧时最低为 25%,而过度前倾坐姿时最高为 280%。

保持良好的姿势,合理应用人体力学原则,日常生活中尽量避免腰部不恰当负重,要蹲下搬起地上物品,不要直腿弯腰搬物;端重物时尽量靠近自己的身体,不要将所搬物体上提并远离身体;携物行走时减少物体与身体重心间的距离,不要将所携物体远离身体等。

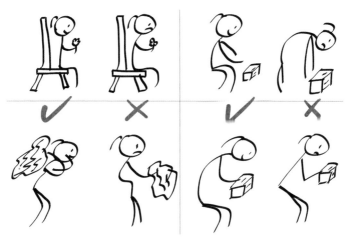

日常姿势

（三）告别不良习惯——改善睡姿

首先选择一张软硬适中的床,使人躺上去,床垫都能自我塑形,在保持一定支撑的基础上,良好贴合身体各个凸出部位和凹陷弧度。人体仰卧位时,腿伸直,在膝部垫个枕头,保持一定的曲度,侧卧位时,最好使腿部弯曲,并在两腿间夹个小枕头,让脊柱和头保持在一条直线上。

（四）正确佩戴腰围

腰围主要是通过对腰椎的制动、支持及保护的作用,从而达到减轻腰痛的效果,腰突症的急性期以及腰痛患者劳动和外出时佩戴。

腰围应佩戴在肋弓下,臀裂以上,松紧度以1指为宜,但要避免长期佩戴,否则会发生腰背肌萎缩失用,也不利于腰椎的长期健康。

(五)腰背肌锻炼

腰背肌功能锻炼可以增强腰背肌肌力,预防肌萎缩和增强脊柱的稳定性。有小飞燕法、飞燕点水法、五点支撑法、三点支撑法等,每日3～4次,每次50下,循序渐进,逐渐增加次数。但腰椎有破坏性改变、感染性疾患、内固定物置入、年老体弱及心肺功能障碍的患者不宜进行腰背肌功能锻炼。

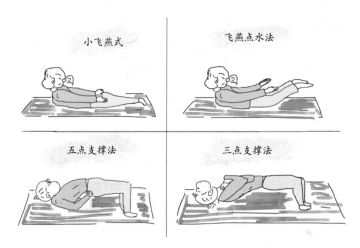

腰背肌锻炼

第四节

肩痛就是肩周炎吗

故事背景

　　不少中老年朋友都有过或者正在遭受肩痛和活动不利的困扰。亲朋好友多半会说"您不会是得了肩周炎了吧"。那么肩周炎是怎么回事呢？您是得了肩周炎吗？

　　要提醒大家的是肩周炎这个概念很模糊，肩关节及其周围许多慢性病变甚至包括颈椎病都可以引起肩部疼痛和活动受限，但只有一部分是医生所说的肩周炎，还有许多其他疾病，比如肩袖损伤、肩峰撞击症、肱二头肌腱炎等，往往表现和肩周炎相似，如果不

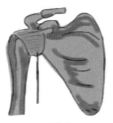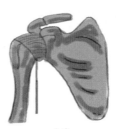

正常肩　　　　　　　冻肩

经过专科医生确诊而自己盲目锻炼，可能造成更大的身体及精神伤害，导致更糟糕的结果。因此看对医生，做出正确的诊断尤其重要。

肩袖损伤与肩周炎的比较

	肩袖损伤	肩周炎
发病组织和部位	肩关节肌腱发生不同程度的损伤，比如撕裂、不完全断裂、完全断裂	肩关节周围的软组织发生退变引起大面积的组织粘连，属于自限性疾病
症状	肩峰下的疼痛和压痛，范围没有肩周炎大，主要限制了肩关节的主动外展活动	关节周围广泛疼痛，疼痛剧烈，肩关节各个方向的活动都受到一定的限制，主动、被动活动都受限。
治疗与康复	早期以静养为主，继续活动可能导致肩袖裂口的继续扩大，症状加重。酌情手术治疗	非手术治疗为主，加强对肩关节的活动，尽量使粘连的组织得到松解
手术后康复	早期被动运动，避免主动运动	早期主动伸屈、爬墙

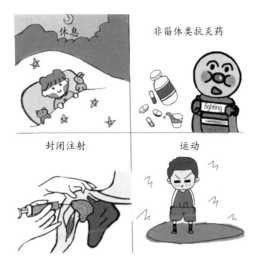

休息 非甾体类抗炎药

fighting

封闭注射 运动

肩周炎保守治疗

一、什么人容易得肩周炎呢？

肩周炎好发于 40～60 岁的年纪，所以老百姓又叫"五十肩"。迄今为止它的病因并不太清楚，所以也无法直接预防。但研究表明，颈椎病、糖尿病患者以及女性更容易得病，一旦一侧得过肩周炎，另一侧得的机会也更高。

二、肩周炎会自己好吗？怎么治？

肩周炎的治疗和疾病的发展阶段密切相关。典型的肩周炎过程有三个阶段。

第一阶段大概持续 1～3 个月，主要表现为两点，一是逐渐加重的肩关节疼痛，甚至晚上睡觉会被疼醒，许多病友觉得疼痛不在肩膀而是更靠近上臂中段部分；二是功能活动受限,梳头、提裤子、上厕所等许多日常动作做不到位。这个阶段的治疗主要是对症治疗,包括口服止痛药物、减少肩关节活动、注意保暖、避免受压等。这个阶段一定注意不要过度活动,否则炎症反应会更重。

第二阶段大概持续 3～6 个月,这个阶段疼痛往往逐渐减轻,但关节各个角度的活动则更加受限制,整个关节好像冻住了一样,因此被称为冻结肩。这个阶段的治疗则以功能锻炼为主,包括老百姓所熟知的"爬墙"和超短波、红外线等各种理疗,还可以辅助适当的按摩和手法松解、封闭等。

最后一个阶段则是关节功能逐渐恢复的过程,大概有一半的肩周炎可以痊愈。但这个过程最长可以延续到起病后 2 年。还有一半则会遗留不同程度的功能障碍,甚至一直停留在第二阶段,给生活工作带来巨大的困扰。对于冻结肩以及无法耐受漫长的第三阶段的病友,包括同时合并肩关节其他病变的情况,微创肩关节镜松解手术具有创伤小、恢复快、疗效确切等优点,是最佳的选择。

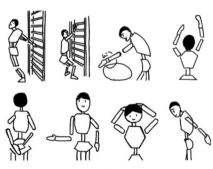

肩周炎锻炼操

第五节

经常玩手机，小心腱鞘炎盯上你

故事背景

　　没有了手机的现代人，毫无安全感。无论睡觉前还是吃饭时，无论行进中还是等车间隙，都会选择低头玩手机。直到把手指玩到酸痛，甚至拇指关节活动时"啪啪"作响……如果你已经出现了双手拇指屈伸不灵活，正常弯曲和提重物时疼痛难忍的情况，很可能患上了腱鞘炎。

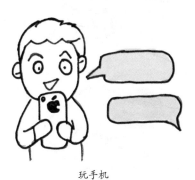

玩手机

什么是腱鞘炎?

腱鞘就是套在肌腱外面的双层套管样密闭的滑膜管,是保护肌腱的滑液鞘,它分两层包绕着肌腱,两层之间一空腔即滑液腔,内有腱鞘滑液,内层与肌腱紧密相贴,外层衬于腱纤维鞘里面,共同与骨面结合,具有固定、保护和润滑肌腱,使其免受摩擦或压迫的作用。肌腱长期在此过度摩擦,即可发生肌腱和腱鞘的损伤性炎症,引起肿胀,称为腱鞘炎。若不治疗,便有可能发展成永久性活动不便。一个动作自测腱鞘炎,将拇指握于掌心,然后使腕关节被动尺偏,如引起桡骨茎突处明显疼痛,表明可能存在桡骨茎突狭窄性腱鞘炎。

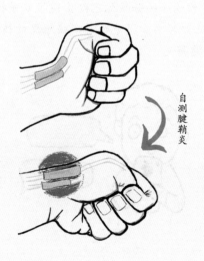

自测腱鞘炎

一、如何预防腱鞘炎?

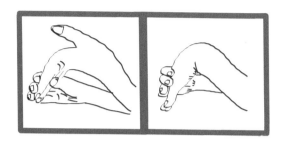

手

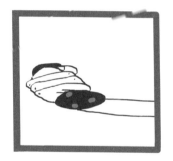

屈腕

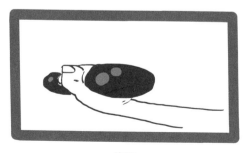

伸腕

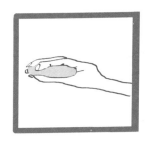

增加握力

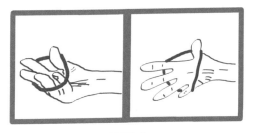

手指张力

二、患了腱鞘炎,要怎么办呢?

(一)休息和制动

一般手指、腕部使用久了,就休息一阵子,保证休息时间,以缓解疼痛。病情缓解后也要坚持定期休息,避免长时间做那些引发疼痛的姿势,以避免疼痛复发。

(二)药物治疗

腱鞘炎是一种无菌性炎症,会引起局部的疼痛。如果疼痛很厉害,影响到日常生活和休息,建议局部使用止痛药。这里也特别提醒大家,腱鞘炎不是传统观念里的细菌感染引起的炎症,所以抗生素对腱鞘炎是无效的。

（三）局部封闭注射治疗

如果休息和吃药都无法缓解症状的话，建议找到专业的骨科医生进行局部封闭注射治疗。

（四）手术治疗

如果以上方法都无效或复发，建议手术治疗。手术就是将狭窄的腱鞘切开并切除一部分腱鞘，让肌腱能够顺利地带动手指和手腕活动，以防复发，是严重腱鞘炎的根治方法。

第六节

手麻要当心,提防鼠标手

故事情境

　　徐先生,26 岁,是一名程序员,需长时间使用电脑。最近,他总是感觉右手手腕和手指麻木、疼痛甚至伴有烧灼感,拇指活动也大不如从前。严重时,甚至会从睡梦中痛醒或麻醒! 拍片后发现并无特别损伤征象,怪哉! 近日,他来到院就诊,经检查后被告知自己患的是一种名为腕管综合征的职业病,俗称"鼠标手"。

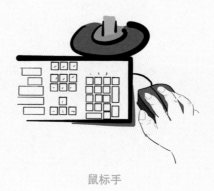

鼠标手

什么是鼠标手?

实际上"鼠标手"属于民间叫法,并不全面和科学。在医学上,我们称之为腕管综合征,是当今最典型的职业病之一。主要表现为手腕和手指麻木、酸胀,患者在日常工作中不能长时间持物,手指动作不灵活,经常感觉到肌肉无力。由于长时间频繁使用鼠标和敲打键盘,因此此类人群出现的腕管综合征就是我们俗称的"鼠标手",但是使用鼠标姿势不当只是诱发腕管综合征的其中一个因素。过度使用手机的"手机族",一些需要大量活动双手的职业人群,如厨师、司机、教师、编辑、钢琴师、运动员(如羽毛球、篮球、电子竞技)、装配工人等,也是腕管综合征的易感人群。此外,家庭主妇由于家务繁重,而且女性腕管本身就比男性细窄,也非常容易患病。另外,一些特殊人群如孕妇、高血压和糖尿病患者等也容易得腕管综合征。

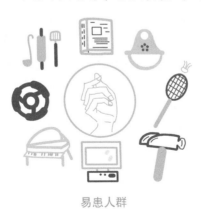

易患人群

一、为什么会患上这个怪毛病?

要想弄清楚腕管综合征为什么会发生,先要了解一下腕管的结构。腕管,顾名思义,是腕部的一个管道,以我们杭州正在兴建的地铁隧道为例,8 块腕骨构成了底部地基和两侧壁,腕横韧带组成了上方的顶篷,中间建有 10 条轨道,包括 9 条肌腱以及 1 条正中神经,掌管着我们常说的"桡侧三个半手指"的感觉,即拇指、示指、中指以及无名指一侧。此外,它还支配我们拇指下面的那一大块肌肉(大鱼际肌)的活动,以帮助拇指更灵活运动,以及与其他手指完美协作,完成较为复杂的精细动作。临床中腕管综合征出现病因有以下几种:腕横韧带肥厚;桡骨远端骨折对位不佳;感染外伤引起的水肿、血肿;管内腱鞘囊肿;风湿、类风湿、内分泌紊乱等;还有常见的手部过度劳累使用腕关节,例如长时间使用鼠标。腕管的空间非常狭小,管内组织较为坚韧,但正中神经相对脆弱敏感,当管内压力增加到一定程度时,这个神经就会被激惹到,从而引起一系列症状。最常出现的就是"桡侧三个半手指",比如手指麻木、疼痛,有的人还伴有灼烧感、蚁行感,偶尔前臂、肘部、肩部也会隐隐作痛;拇指对掌不能,不能用拇指指腹接触其他指尖等,出现"猿形手"。手腕胀痛、无力,重复向内弯手腕后疼痛加重,需要甩手才能缓解。如果此时不引起重视,等病情继续加重,可能会出现感觉消失以及肌肉萎缩。

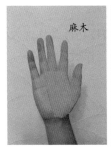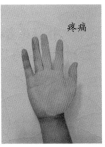

桡侧三个半手指麻木、疼痛

一,那我该怎么办,打针还是吃药?

口服消炎药和局部注射皮质类固醇药物是常用方法,尽管可以暂时缓解症状,文献报告成功率不一,而且有报道指出激素注射存在并发症,如损伤正中神经等,所以不建议常规应用。针对轻至中度症状的患者方法,具体包括:

1. 保护神经 为了保护腕管,缓解腕管内压力增高,可以利用支具将腕关节固定于中立位(即不屈腕,不伸腕),注意:控制症状的最有效体位是中立位,将腕关节固定于中立位,但最利于手功能发挥的腕关节位置是背伸 30 度位。考虑到中立位不利于手功能发挥,因此,建议白天不固定,晚上采用中立位固定。同时注意日常生活中调整手腕发力方式,避免过度屈腕。

2. 物理因子治疗 包括冰敷、蜡疗、超声波等。

3. 手法治疗 包括关节松动,肌腱滑动,正中神经松动等。

4. 运动治疗 包括肌力及耐力训练,速度、协调及手指精细动作等训练。

5. 作业治疗　指导患者将技巧性动作融入日常生活活动及职业中,提高生活能力及工作效率。

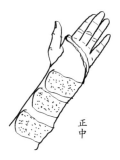

中立位固定

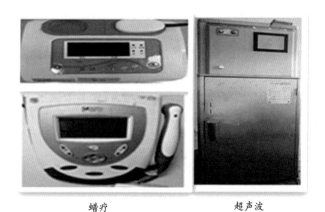

蜡疗　　　　　　　　超声波

物理因子疗法

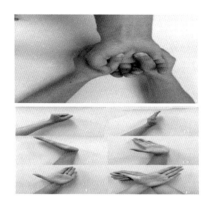

手法治疗

　　滑动及松动手部正中神经的姿势：①腕关节在手指及大拇指屈曲的情况下维持正中姿势；②腕关节在手指及大拇指伸直的情况下维持正中姿势；③腕关节及手指伸直，大拇指在正中姿势；④腕关节、手指及大拇指伸直；⑤腕关节、手指及大拇指伸直同时前臂旋后；⑥腕关节、手指及大拇指伸直同时前臂旋后下再将大拇指伸直更多。

　　若经以上治疗一段周期后神经症状仍未得到有效缓解者，或对于那些正中神经卡压严重的患者，建议可进行外科手术减压。

　　近几年像"鼠标手""网球肘"等这样的门诊病例在不断增多，而且呈现出明显的年轻化趋势。防患于未然，最有效的方法还是早期预防，改变不正确的工作方式，比如使用鼠标时，建议放置腕垫，适当调高座椅，维持腕部中立位，不管是工作还是学习，避免身体长时间保持同一姿势，建议大家学会休息，科学运动，这样才能远离职业病。

第四章

泌尿肾脏系统常见
疾病护理知识

第一节

知否,知否,慢性肾脏病患者
饮食治疗知多少

故事背景

在许多人的认识里,得了慢性肾病,就等于宣判了尿毒症是迟早的事!因此,常感到惶惶不可终日。而实际上,大部分的慢性肾病患者,病情都可以通过规范治疗得到很好的控制,保持稳定,不会进一步恶化!营养治疗在慢性肾脏病治疗中非常重要,吃对饮食,可以延缓肾功能衰竭。

一、谁需要控制食物中的蛋白蛋?

eGFR	120～90ml/(min·1.73m³)	89～60ml/(min·1.73m³)	59～30ml/(min·1.73m³)	29～15ml/(min·1.73m³)	≤15ml/(min·1.73m³)
CKD	一期	二期	三期	四期	ESRD
透析前	优质蛋白饮食				
	优质低蛋白饮食				
透析后	优质充足蛋白饮食				

注:eGFR:估测肾小球滤过率;CKD:慢性肾脏病;ESRD:终末期肾脏病。

慢性肾脏病蛋白质需求

二、怎么吃？

1. 限制蛋白质 限制饮食中蛋白质的摄入量，并尽量提高优质蛋白的比例，至少达到总量的 50%～70%。如牛奶、鸡蛋、瘦肉、鱼等，同时，在限制总蛋白的基础上尽量限制主食中的蛋白质，可采用麦淀粉代替部分普通面粉和大米，有条件的肾友也可采用低蛋白大米代替普通大米。

2. 保证热量 热量摄入应充足，每日应摄入 30～35kcal/kg 的总热量。应该尽量多的食用一些热量高而蛋白质却很低的食物，如土豆、白薯、山药、芋头、藕、南瓜、粉丝、藕粉、菱角粉等。

3. 调整无机盐 膳食中无机盐供给要随病情的变化而及时调整。根据《中国居民膳食营养素参考摄入量》，成人每日钾的摄入量是 2000mg；慢性肾病患者钾的摄入量应 <2000mg。如血钾升高、尿量减少（<1000ml/ 日 ）时，要求适当限制含钾高的食物。成人每日磷的摄入量是800～1400mg，慢性肾病患者磷的摄入量需 <800mg。

4. 提供维生素 维生素供给要充足。

5. 限制饮水 出现尿量减少及水肿时，应适当限制饮水，今日水分摄入量 = 前一天尿量 +500ml，水分摄入量包括所有食物中的水分。

三、能不能吃？

1. 豆制品到底能不能吃？ 首先大豆蛋白在营养价值上与动物蛋白等同，也属于优质蛋白质，此外，大豆富含不饱和脂肪酸、B 族维生素、大豆异黄酮等，可以降低胆固醇，调节激素水平;但是大豆的蛋白质含量较动物蛋白高,并且嘌呤、磷、钙的含量也较高,但是可以通过加工制作手段降低,所以适当食用加工后的豆制品是适宜的,对于肾友,比较理想的豆制品是豆腐、豆浆;而豆干、烤麸、油豆腐在加工过程中添加大量的盐与油,不建议食用。此外,大豆是指黄豆、黑豆、青豆,而不是绿豆与红豆。

2.对于海产品　肾病患者需要忌口,首先是因为海产品含有的异体蛋白容易引起过敏反应,加重肾脏负担;其次海产品中磷的含量较高,高磷饮食也对肾脏不利。

四、怎么算?

第1步　计算理想体重

理想体重(kg) = 身高(cm) - 105

第2步　计算能量和蛋白质的需要量

能量需要量(kcal) = 理想体重 × 能量系数

蛋白质需要量(g) = 理想体重 × 蛋白质系数

第3步　计算食物交换份数

简单计算每日摄入蛋白量方法:五个一原则

1两肉 ≈ 7g 蛋白

1个蛋 ≈ 7g 蛋白

1袋奶(250ml) ≈ 7g 蛋白

半两大豆 ≈ 7g 蛋白

1斤瓜菜 ≈ 5g 蛋白

1份水果 ≈ 1g 蛋白

主食:1两 ≈ 4g 蛋白

油脂:1勺 ≈ 10g 脂肪

第 4 步　分配各类食物和餐次

优质蛋白应占 50%～70%,优质蛋白食品应尽量均匀分配在三餐,既能减轻肾脏负担,又可保证身体更好地吸收利用。

五、怎么做?

优质低蛋白一日三餐食谱

（适合身高 175cm，体重 70kg，CKD3 期的患者）

	能量	蛋白质	钾	磷	优质蛋白
合计	2100～2450 kcal	42～56g	<2000mg	<800mg	25～35g

1. 早餐

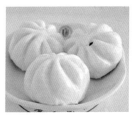

三鲜馅包子 300g
（猪肉 35g,鸡蛋清 2 个）

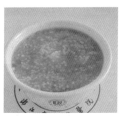

小米南瓜粥（200g）

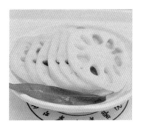

凉拌藕片（莲藕 100g）

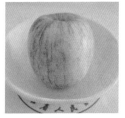

中等大小苹果（200g）

2. 中餐

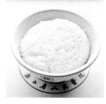 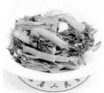 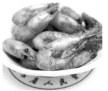

低蛋白大米(200g)　　　蒜泥空心菜　　　　油焖大虾
　　　　　　　　　　　(空心菜250g)　　　（大虾75g）

3. 晚餐

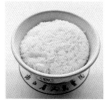 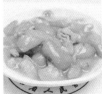 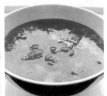

低蛋白大米(200g)　　　丝瓜炒肉　　　　西红柿蛋花汤
　　　　　　　　　　（丝瓜150g,猪肉25g）（西红柿50g,鸡蛋1个）

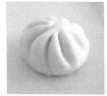 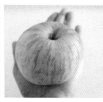 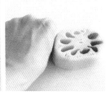

一个拳头大包子 ≈ 150g　一掌心大的苹果 ≈ 200g　一拳头大莲藕 ≈ 100g

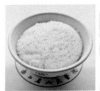 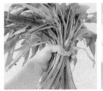

3.3 寸标准碗 ≈ 150g　　一把空心菜 ≈ 250g　　四个中等大小虾 ≈ 75g

  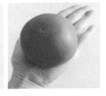

两指大小的肉 ≈ 35g　　两段丝瓜 ≈ 150g　　一个中等大小番茄 ≈ 120g

用量技巧

（图中手为中等身材成年女性手的大小）

4. 盐、油选择　选择食盐千万不可使用低钠盐；食用油选择根据《中国居民膳食营养素参考摄入量》中的推荐，成人膳食中饱和脂肪酸、单个饱和脂肪酸、多不饱和脂肪酸应按照 1∶1∶1 作用的比例平衡摄入。同时建议不要长期食用一种食用油，食用油的多样化可以提供更多元的营养。

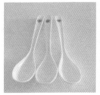 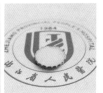

三个拇指的素油　　　　盐不超过一瓶盖

全天油、盐用量

上述一日三餐所含

	能量	蛋白质	钾	磷	优质蛋白
合计	2233kcal	44g	1854mg	795.7mg	32.9g

注意：食物摄入的磷主要来源于蛋白质，故蛋白质含量高的食物应限制食用，如动物内脏、豆类、坚果类、蛋黄、海鲜等。如饮食限制后，每日摄入磷的量仍 >800mg，应在医嘱下使用磷结合剂。

六、有哪些好处？

为了延缓肾功能不全的进展，需要长期坚持优质低蛋白饮食，如果时断时续，对肾脏也是有非常大的损伤。能够积极正视自己的疾病，配合医生，把会引起肾功能恶化的因素，如蛋白尿、血压、血糖、血脂、贫血等情况都控制得很好，自己平时也注重生活保养、健康饮食、规律作息、适量运动、不乱用药，能很好地延缓肾功能衰竭。

第二节

多喝水就不会长肾结石，这是真的吗？

故事背景

多喝水真的可以预防肾结石吗？

最近几日，保洁小周阿姨一整天手捧保温杯不停喝水，还时不时上蹿下跳，整个人像是上了发条一样，根本停不下来。询问其原因后才得知，小周阿姨上周腹部疼痛难忍去看急诊，做了检查后查出了肾结石，医生说石头不大先不用手术，暂时对症治疗，这一天天的又是喝水又是跳的，原来是在排石啊！

别看石头小，要是卡在关键部位，疼痛级别堪比生孩子！

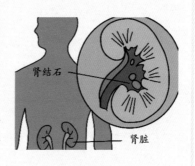

肾结石

肾脏

什么是肾结石?

通俗来说,就是肾脏内长了"石头"。

它是由一些晶体物质,如钙、草酸、尿酸、胱氨酸等在肾脏的异常聚积所致,80% 为草酸钙结石。

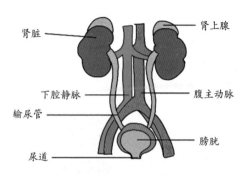

泌尿系统示意图

1.草酸钙结石　尿液呈酸性,质硬,粗糙形状不规则,呈棕褐色,80% 的肾结石成分为草酸钙。

2.尿酸盐结石　尿液呈酸性,质硬,光滑,颗粒状,呈黄色或棕红色。

3.磷酸钙结石　尿液呈碱性,易碎,粗糙形状不规则,呈灰白色,在 X 线下不易显影。

4.磷酸铵镁结石　尿液呈酸性,质硬,光滑,颗粒状,呈黄色或棕红色。

5.胱氨酸结石　质硬,光滑,呈淡黄色或黄棕色,为家族遗传性疾病。

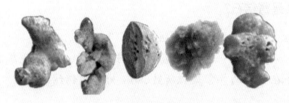

各种结石

尽管肾结石是一种良性疾病,但有时候可能阻塞尿液的排出,引发肾绞痛、肾积水,严重时可引发肾功能受损,甚至尿毒症。

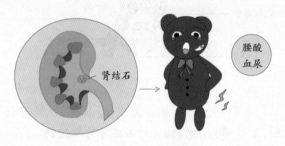

肾结石

腰酸血尿

肾结石严重症状

第五章

神经内分泌系统常见疾病护理知识

第一节
怎样发现卒中患者

何谓脑卒中?

　　脑卒中又称"中风""脑血管意外",是一种急性脑血管疾病,是由于脑部血管突然破裂或因血管阻塞导致血液不能流入大脑而引起脑组织损伤的一组疾病,严重者可引起死亡。

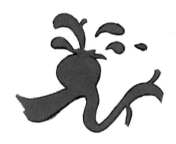

脑部血管破裂

　　脑卒中是目前排名第一的国民死亡原因。具有高发病率、高复发率、高致残率、高死亡率及经济负担重的特点。全世界每年有超过 1500 万人罹患卒中。

其中500万人死亡,500万人落下残疾。虽然,大多数卒中发生在65岁以上人群,但年轻人的发生率也在逐年增加。

卒中的症状遍布全身。因脑组织受损的部位不同,可以出现各种症状,如嘴角歪、胳膊和腿脚无力、说话困难等,还有许多其他症状,比如视觉改变、平衡失调、意识模糊以及记忆缺失等。

如果治疗及时,这些症状是可以逆转的。这就是为什么,一旦怀疑发生卒中迅速就医极为重要。我们需要牢记FAST或卒中120识别法。

一、FAST识别法

F——face(脸):是否能够微笑?是否感觉一侧面瘫?

A——arms(胳膊):能否顺利举起双手?是否感觉一只手没有力气或根本无法抬起?

S——speech(言语):是否能够顺利对答?是否说话困难或者言语含混不清?

T——time(时间):如果你察觉到上述任何一种症状的出现。抓紧拨打急救电话。

二、卒中120识别法

1看——1张脸:两边不对称、口角歪斜。

2查——2只胳膊:平行举起、单侧无力。

0听——聆听语言:语言不清、表达困难。

有上述任何一种症状的出现。抓紧拨打 120 电话。

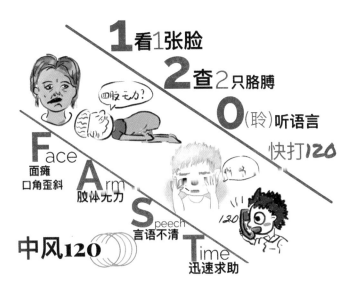

第二节
食不下咽怎么办

何谓吞咽障碍?

吃货们说:不能好好吃饭的人生是不完整的。这虽是一句玩笑话,但对生活中我们遇到的吞咽障碍患者来说,却是最真实的感受。吞咽,作为人最基本的功能之一,吃饭、喝水、分泌唾液都需要吞咽,怎么会有人丧失这个功能呢?

各种原因导致吞咽过程中出现障碍,也就是不能安全地把食团从口运送到胃的过程,也包括吞咽的口准备阶段困难,如咀嚼、舌运动的障碍等。

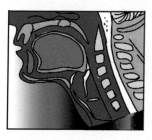
正常吞咽

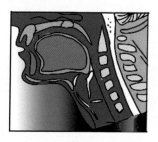
吞咽障碍

一、为什么脑卒中（中风）患者容易发生吞咽困难？

首先要知道正常的吞咽过程是怎样完成的：正常情况下，食物通过口腔进入食管，空气通过鼻腔进入气管，而口腔和鼻腔在会咽部交汇，也就是我们所说的咽喉，咽喉是在大脑的指挥下，通过环咽肌的协同作用，正确无误的将食物送入食管，空气送入气管。中风患者大脑神经系统受损，一旦这个指挥部失灵，出现咽喉的失控，导致食物走错道，发生误吸而引起安全事件，如窒息或吸入性肺炎的发生。

二、哪些疾病也会引起吞咽障碍呢？

中国康复医学会吞咽障碍康复专业委员会对 8 个城市 10 家医院共 5000 多个病例样本调查发现，出现吞咽障碍主要有四类人群：老年人、神经性吞咽障碍、肿瘤及口腔病患。65 岁以上老人出现吞咽障碍的比例为 40%，80 岁以上达 75%。其中脑卒中患者吞咽障碍的发生率为 22%～65%，吞咽障碍已经成为脑卒中患者的隐形杀手。

三、吞咽障碍要如何识别呢？

1. 口期障碍表现　仰头吞咽、流涎、进食时食物从口腔漏出。

2. 咽期障碍表现　饮水、进食呛咳，吞咽时或吞咽后咳嗽厉害；饭后声音暗哑变嘶、频繁清理口腔；进食后突发呼吸困难、气喘，严重时脸色发青。

3. 口期及咽期障碍表现　进食时间延长（延长 50% 以

上);一口量减少;吞咽延迟;构音障碍;吞咽启动不能等。

4. 其他表现 经常不明原因发热,咳嗽咳痰或咳嗽咳痰增加;反复发生肺炎;体重减轻、皮肤损害、意识模糊等。

四、偶尔的吞咽障碍危险吗?

一般来说,对偶尔发生或诱因明确的吞咽困难不必过分担心,需要引起重视的吞咽困难是迁延反复不见消退,或者是还伴有其他症状的,比如胸痛、反酸、消瘦、贫血、呼吸困难、心悸等。

五、吞咽障碍会造成哪些危害呢?

1. 误吸 是吞咽障碍最常见且需要即刻处理的并发症。食物残渣、口腔分泌物等误吸至气管和肺,引起反复肺部混合性感染,严重者甚至出现窒息而危及生命。

2. 肺炎 口咽部的食物或胃食管反流使内容物流入气管和肺,先导致肺的化学性损伤,最终均可导致肺部混合性感染。

3. 营养不良 吞咽障碍将明显增加患者误吸及肺炎的风险,减少经口进食的量,导致脱水、电解质紊乱及营养不良。

4. 心理与社交障碍。

六、常年插鼻胃管会损坏口腔或食管的黏膜吗?

插管会有一些黏膜损伤等并发症,但是不插管导致误吸、营养不良甚至窒息等并发症后果更严重。目前医务人员也在不断探索从人性化角度来减轻患者痛苦,兼顾患者安全因素及营养供给需求满足的前提下,如何实现"无管饲间(世界)"。吞咽障碍患者最需要解决的是"安全并有效地吞咽,降低误吸风险,从而摄入足够的营养素"。目前国内外针对吞咽障碍的治疗指南都推荐添加增稠剂,进行"食物改进";通过在水、饮料等添加一定量的增稠剂,调配成糖浆样或布丁样的食团,能显著降低吞咽障碍患者的误吸和渗透发生率,让高达96%的脑卒中患者、老年人、神经源性疾病患者实现安全吞咽,且操作方便、经济可靠。

七、在食物的选择上,是不是只能吃一些流质、好消化的食物?

根据吞咽障碍的程度选择合适的食物,常见的种类有液体和固体两种。

1. 液体食物

(1)稀液体:通常饮用的液体,如清水、牛奶、咖啡、茶和肉汤等。

(2)稠液体:比较黏稠。但能从勺中缓慢流下的液体,如奶昔、过滤过的乳酪汤、果茶等。

2. 固体食物　固体食物吞咽难度从易到难,分为以下几个递进形态:

(1)泥状食物:如酸乳酪、果泥、土豆泥、菜泥、牛奶布丁等,无须咀嚼。

(2)绞碎的食物:如粥、碎肉、炒蛋、鱼片、软布丁等,需要咀嚼。

(3)软食:如软饼干、水果罐头、三明治、软的炖过的食物、煮鸡蛋等,需要更多的咀嚼能力。

3. 食物的选择原则　密度均匀、黏性适当、不易松散，通过咽部和食管容易变形的食物。

4. 食物性状的选择　以糊状食物,软质食物,浓流质为主,如有条件可将液体食物加凝固粉调制成国家吞咽障碍饮食方案 4 种黏稠度分类:

黏稠度分度	黏稠度	示意图	描述
稀薄 （thin）	1～50cP		液体,包括水、牛奶、果汁、咖啡、茶、碳酸饮料等
糖浆样 （nectar-like）	51～350cP		放置于匙内被缓慢倒出时,可以一滴一滴分开落下,类似于未凝固的明胶
蜂蜜样 （honey-like）	351～1 750cP		缓慢倒出时,呈现连续的液线,无法分离成液滴状,类似真正的蜂蜜
布丁样 （spoon-thick）	>1 750cP		缓慢倒出时,黏着在一起,呈团块状落下,类似布丁

注：1 厘泊（1cP）=1 毫帕斯卡 / 秒（1mPa.s）。

八、进食过程中具体要怎么做呢?

吞咽障碍患者在临床及家庭护理中,需要注意的事项:切勿擅自进食,应遵循医嘱或专业护士建议,掌握进食技巧以及注意事项后方可进食。

1. 正确的体位　坐直位或半卧位。

（1）坐直位:头部至正中位置,颈部稍前屈,上身稍向前倾;背靠坚固的支持物;腰部垫上软垫支持腰部;髋部和腿部成 90° 角,眼睛清楚看见台上食物,手放在桌面。

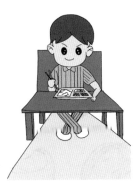

坐直位进食

（2）半卧位:头前屈,颈不落空（头颈下垫枕）,偏瘫侧肩部垫枕。至少取 30° 的仰卧位。

2. 正确的喂食方式 进食者用枕头抬高或用肩托保持患肢功能位,目光尽量平视,喂食者在健侧。

3. 正确食物 是选择柔软易变形,密度和性状均一,黏性适当,不易松散的食物。错误的食物是松散、黏滞的食物,如面包、发糕、汤团、年糕、丸子等容易黏滞在口腔和咽喉的食物。

4. 餐具选择

（1）正确的餐具——碗:广口平底、带手柄的碗来盛,最佳的是外带吸盘的。

（2）正确的餐具——勺子:用加粗手柄、柄长、匙面小、边缘钝,难以沾上食物的匙羹。一般容量 5～10ml 为宜。

（3）正确的餐具——杯子:轻便、易取的杯子,带有缺口的杯子更佳。

（4）正确的 1 口量:选择进食者精神状态佳时喂食,喂食的 1 口量不宜太大,5ml 左右为宜。

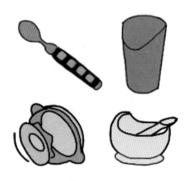

餐具的选择

九、已经有了吞咽障碍的人,能够改善或者恢复吞咽功能吗?

促进吞咽功能恢复的治疗主要有以下几种方案,如基础治疗、气道保护手法、代偿进食、特色治疗等,需要经过专业培训的康复治疗师或康复专科护士来完成,其中代偿进食可以在医护人员指导下,由经过专门培训的陪护人员进行操作。

十、吞咽障碍患者喂养要注意什么?

1. 进食时取坐位姿势或半坐卧位姿势。
2. 耐力差者,宜少量多餐。

3. 痰多患者,进食前应排痰后进食。

4. 饮食时不要说话或看电视。

5. 喂食时确认患者每口食物吞完才能进食下 1 口。

6. 用汤匙喝流质食物,避免用吸管。

7. 吞咽每 3～5 次,清一清喉咙。

8. 饭后静坐 30 分钟再躺下或活动。

9. 可添加增稠剂,使食物爽滑,容易下咽。

10. 如果患者能够自己动手进餐,尽量让患者自己进食。

11. 如果由于神经功能缺损,需要他人进行喂养时,喂养者必须进行相关知识培训,以保证喂养安全。

吞咽障碍是一种症状,它可以由多种疾病引起。当吞咽困难反复出现或伴随有其他明显不适的,应该及时就诊,耽误不得。

第三节

世界上最遥远的距离就是我站在你面前,你却不认识我

故事背景

电视剧《都挺好》,故事讲述的是表面风光的苏家,随着苏母的突然离世,原本安分守己、大气不出的苏父性格大变,要求"活出自我",全然不顾子女感受,不断提出过分要求,从而打破了苏家兄妹的平静生活。

最后一切真相大白,原来他患了阿尔茨海默病!那么他的一切改变、一切喜怒无常、一切自私自利,一切一切的"作妖"都有了解释。

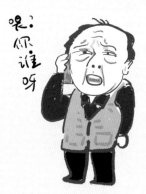

阿尔茨海默病

何谓阿尔茨海默病?

阿尔茨海默病(Alzheimer's disease,AD)是一种中枢神经系统原发性、退行性、不可逆性变性疾病,起病隐匿,临床表现为进行性的认知功能紊乱和精神行为异常,最终影响患者的日常生活能力,即所谓的老年痴呆症。

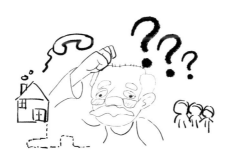

阿尔茨海默病症状

一、如何发现痴呆? 有哪些临床表现?

1. 记忆障碍,也是最早出现的症状。

2. 视空间技能损害

(1)地点定向力障碍,如不认识回家的路。

(2)人物定向力障碍,比如不认识镜子中的自己。

(3)时间定向力障碍。

3. 判断力明显减退。

4. 情绪波动大。

5. 性格改变。

6. 理解力和安排事情的能力下降。

7. 熟悉的任务无法完成。

8. 兴趣丧失。

9. 语言表达困难。

10. 常把东西放在错误的位置。

二、哪些人群易患痴呆症?

1. 年龄大。

2. 有家族病史。

3. 低教育者。

4. 独居丧偶。

5. 容易摄入重金属者 随饮食呼吸进入体内的有害物质,如铜、铝等也是诱因之一。

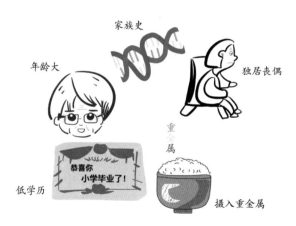

易患阿尔茨海默病人群

如果符合上面任意一条,都要警惕,定期体检。

三、如何治疗呢？

一般来说,轻度痴呆不太影响日常生活,中度痴呆需少许监护和照顾,重度痴呆需经常监护和照顾。虽然药物可以延缓老年痴呆症的发病进程,但目前尚无彻底治愈的方法,所以做好老年痴呆的预防对于目前而言是十分重要。

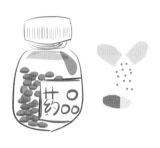

药物治疗

四、该如何预防及护理呢？

如果家里已经有老年痴呆患者,那首先一定要保持平和的心态。

1. 起居有规律,保证高质量的睡眠。

2. 控制血脂,防止高血压、糖尿病,避免脑外伤。

3. 坚持适度体能锻炼。

4. 树立豁达乐观的人生态度。

5. 多动脑,勤思考,活到老,学到老。

6. 康复功能训练。

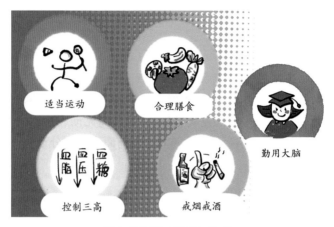

阿尔茨海默病预防与护理

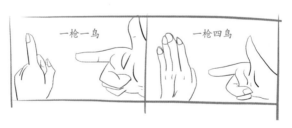

手指锻炼

根据自己的情况,经常活动自己的手指,手脑齐动,刺激大脑皮质,起到健脑作用,预防痴呆。

第四节

大胆往前走

故事背景

帕金森到底怎么回事,手抖就是帕金森了吗?

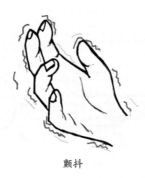

颤抖

何谓帕金森病?

帕金森病又称震颤麻痹,是中老年常见的神经系统性疾病,是一种神经退行性疾病,是由于脑内黑质部位出现了急剧结构退化,导致我们的大脑不能产生神经传导物质"多巴胺",使得脑部指挥肌肉活动的能力受到限制,也大大阻碍了患者的活动能力。

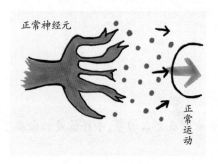

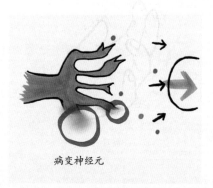

帕金森病病变神经元运动

一、帕金森都有哪些危害呢?

目前中国有 200 多万帕金森病患者,具有年轻化发病趋势,病因迄今未明,发病机制可能与年龄老化、遗传、环境因素有关。帕金森病引发的症状会严重影响生活质量。

二、发现哪些症状可能会是帕金森？

1. 静止性震颤　手抖、脚抖、下巴抖,有一个都算。

2. 运动迟缓　动作变慢,比如玩手机时动作迟缓,反应不灵敏;走路甩手异常:走路时手臂不能自然摆动,甚至不甩手。

3. 姿势步态异常　走路拖步:走路有个脚托起,感觉要用"提"脚才走得动;步态异常:以前大步流星,现在走路小碎步;以前走路慢悠悠现在往前冲,越走越快,刹不住车;走路起步困难;起立有困难。

4. 书写障碍　以前写字很漂亮,现在鬼画符,或者一排字越写越小。

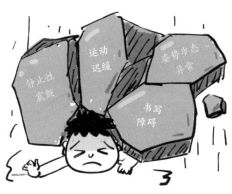

帕金森病症状

5. 还会出现一些其他症状

（1）自主神经系统症状：如顽固性便秘、直立性低血压等。

（2）神经精神症状：如抑郁、焦虑、视幻觉等。

（3）睡眠障碍：如入睡困难、易醒、多梦等。

（4）认知损害：如记忆力下降、注意力减退等。

（5）感觉症状：疼痛、嗅觉减退等。

三、得了这个病，治得好吗？

帕金森病目前无法根治，现在所有的治疗手段都是控制症状，改善生活质量。疾病早期无须治疗，应鼓励患者进行适度的活动和体育锻炼，若疾病影响患者的生活和工作能力则需药物治疗。帕金森病是需要终身治疗的，如果哪个"神医"说可以治愈帕金森病，千万不可信。

四、怎么治？

目前帕金森病的治疗有药物治疗、外科治疗及康复治疗。

1. 药物治疗　本病以药物治疗为主，但药物治疗只能改善症状，不能阻止病情发展，需要终身服药。

2. 外科治疗　手术治疗是药物治疗的一种补充手段，如脑深部电刺激术。

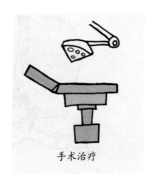

手术治疗

3.康复治疗 如对患者进行语言、进食、走路及日常生活训练和指导。

（1）平衡训练：双足分开 25～30cm,向左右前后移动重心,保持平衡,躯干和骨盆左右旋转,并使上肢随之进行大幅度摆动,此锻炼对平衡姿势、缓解肌张力有良好作用。

（2）步态训练：患者双眼直视前方,身体直立,起步时足尖要尽量抬高,先足跟着地,再足尖着地,跨步要尽量慢而大,同时两上肢做前后摆动。其关键是要抬高脚和跨步要大。患者在起步和行进中,常常会出现"僵冻现象",脚步迈不开,就像粘在地上了一样。遇到这种情况:首先将足跟着地,全身直立站好。在获得平衡之后,再开始步行,必须切记行走时先以足跟着地,足趾背屈,然后足尖着地。

（3）手部锻炼：经常伸直掌指关节,展平手掌,将手掌放在桌面上,尽量使手掌接触桌面,或者用一只手抓住另一只手的手指向手背方向搬压,防止掌指关节畸形,反复练习手指分开和合拢的动作。

（4）语言训练：坚持练习舌头重复地伸出和缩回,快速地左右移动,并沿口唇环行尽快地运动舌尖,重复数次,反复地做张嘴闭嘴动作。鼓励患者坚持进行大声朗读和唱歌练习。

（5）面部动作锻炼：帕金森病患者面部肌肉僵硬,导致面部表情呆板,可以做皱眉动作,尽量皱眉,然后用力展眉。也可以做鼓腮锻炼,反复做露齿和吹口哨动作,或者对着镜子,做微笑、大笑等动作。

（6）下肢的锻炼：双腿稍分开站立，双膝微屈，向下弯腰，双手尽量触地。左手扶墙，右手抓住右脚向后拉，维持数秒钟，然后换对侧下肢重复。

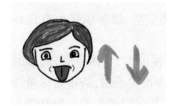

语言训练 1

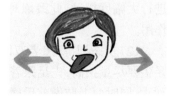

语言训练 2

第五节
糖尿病"健康饮食餐盘"

故事背景

　　糖尿病作为与膳食营养关系最为密切的慢性病之一,科学饮食控制广受关注。而在糖尿病治疗的"五驾马车"中,营养治疗是最基本和重要的措施,糖尿病患者营养水平决定病情的发展。那得了糖尿病,我们每天的餐盘里,到底该有什么呢?

一、餐盘里面放什么?

　　餐盘想象成由五部分组成,分别放置肉类、主食、油、水果和蔬菜。

二、碳水化合物有哪些?

　　包括面食、大米和五谷杂粮;葡萄糖、白砂糖、水果糖等糖类;苹果、梨、桃、橘子等水果类;豆类及含淀粉类蔬菜。

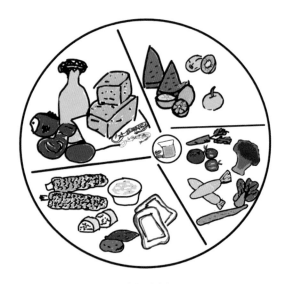

食物比例

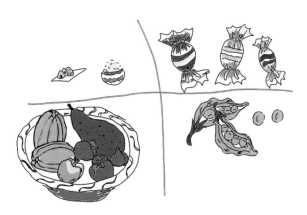

碳水化合物种类

三、不吃或少吃主食可以更好地控制血糖是正确的吗?

"不吃或少吃主食可以更好地控制血糖"——这种说法是错误的!

膳食中碳水化合物所提供的能量应占总能量的50%~65%。成人每天摄入250~400g为宜,注意粗细搭配,每天摄入粗粮占1/3。

下面食物淀粉含量较高,可以用来代替主食

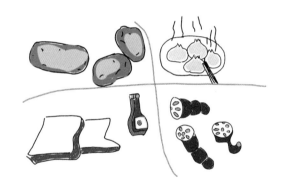

淀粉含量高食物

四、肉类、蛋类的摄入有什么要求呢?

蛋白质的摄入量可占供能比的15%~20%。

常吃鱼禽蛋类,畜肉适量,限制腌制、烘烤、烟熏等加工肉类,动物内脏含胆固醇较高,不宜过多食用;肥肉和荤油为高热量和高脂肪食物,不宜过多食用。每周不超过4个蛋或每 2 天 1 个蛋,不弃蛋黄;乳类宜选择无糖、低脂乳制品,每日保证 300g。

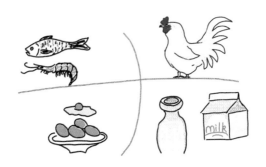

蛋白质含量高食物

五、脂肪的种类有哪些?

包括植物油、动物油、动物内脏;肥肉、香肠、罐头肉;动物的皮类;花生、瓜子、核桃仁等干果类。

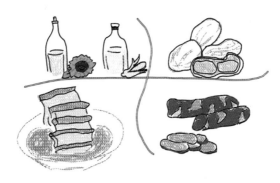

脂肪类食物

六、油脂类和盐的摄入要求是什么?

每日油脂类摄入量应不超过 25～30g;尽量选择植物油,如葵花籽油、豆油、玉米油、橄榄油、茶油、菜籽油等。

警惕看不见的油脂——坚果类。

15 粒花生米 ≈ 10ml 油

一小把瓜子 ≈ 10ml 油

食盐的摄入量每日不应超过 6g。

一矿泉水瓶盖的盐 ≈ 5～6g

一啤酒瓶瓶盖的盐 ≈ 3～4g

七、蔬菜怎么吃?

增加新鲜蔬菜摄入量以降低膳食 GI(升糖指数),餐餐有蔬菜,每日蔬菜摄入量 300～500g,深色蔬菜占 1/2 以上,其中绿色叶菜不少于 70%。

八、水果有哪些讲究?

若血糖过高不宜吃水果,可以用黄瓜、西红柿代替。

1. 进食时机　血糖控制较理想,病情稳定:空腹血糖 <7.0mmol/L,餐后血糖 <10.0mmol/L,糖化血红蛋白 <7.5%。

2. 进食时间　正餐之间(上午 10 点,下午 3 点),作为加餐食用,每次在 150～200g。忌:餐前或餐后立即吃水果。

分类	含糖量 （每100g 水果）	水果种类	热量 （每100g 水果）
适量食用	<10g	猕猴桃、鸭梨、柠檬、李子、草莓、枇杷、西瓜等	20～40kcal
谨慎食用	11～20g	香蕉、山楂、冬枣、桂圆、荔枝、杧果、葡萄、蜜橘等	50～90kcal
不宜食用	>20g	干枣、红枣、蜜枣、柿饼、葡萄干、杏干、果脯等	100kcal

九、饮水和饮酒有要求吗?

水:每日保证6～8杯水的摄入。

酒:不推荐糖尿病患者饮酒。若饮酒应计算酒精中所含的总能量;女性1天饮酒的酒精量<15g,男性<25g(15g酒精相当于350ml啤酒、150ml葡萄酒、45ml白酒)。每周不超过2次。忌空腹饮酒。

十、什么样的烹调方法合适?

1. 推荐的烹调方法　炖、清蒸、烩、凉拌、煮、氽、煲。

优点:营养成分损失少,不增加脂肪,容易消化吸收,清淡爽口。

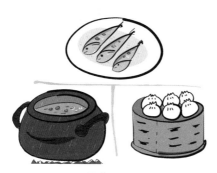

推荐烹调方式

2. **不推荐的烹调方法** 炸、煎、红烧。

缺点:对蛋白质、维生素破坏多,肉中脂肪过度氧化,产生致癌物,增加脂肪和热量。

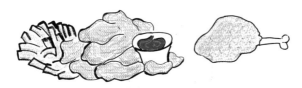

不推荐烹调方式

第六节

谨防低血糖，安全你我他

故事背景

有报道称一男子下班独自驾车回家，因堵车过久突发低血糖失去了意识，车子在不受控制的情况下撞上前车，造成了6车追尾的重大交通事故。"道路千万条，安全第一条。开车低血糖，亲人泪两行。"

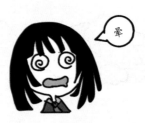

头晕

什么是低血糖？

对非糖尿病患者来说，低血糖症的诊断标准为血糖 <2.8mmol/L。而接受药物治疗的糖尿病患者只要

血糖水平≤3.9mmol/L 就属低血糖范畴。

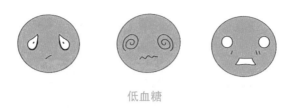

低血糖

一、发生低血糖会造成什么后果？

很多糖尿病患者只知道高血糖会引起各种糖尿病并发症，但是却不了解低血糖的危害，其实低血糖是糖尿病的一种急性并发症，见于应用胰岛素或者一些口服降糖药物治疗时。低血糖与高血糖一样，发生时同样会对心血管系统、神经系统、眼睛、肾脏等重要脏器造成伤害。一次严重的低血糖会抵消一生血糖维持在正常范围所带来的益处。

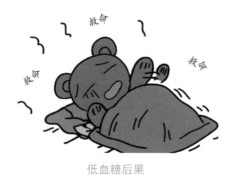

低血糖后果

二、低血糖的表现是什么？

低血糖常见症状：出汗、饥饿、心慌、颤抖、面色苍白等；严重者还可出现精神不集中、躁动、易怒甚至昏迷等。

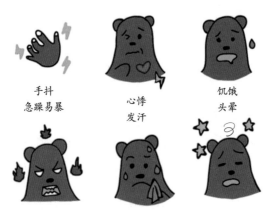

手抖
急躁易暴

心悸
发汗

饥饿
头晕

低血糖症状

低血糖时没有任何症状是一种危险的情况！经常发生无症状低血糖后，可以直接表现为无先兆症状的低血糖昏迷！不及时抢救，会导致生命危险！

三、如何救治低血糖呢？

低血糖通常是容易治疗的。但是，如果未得到迅速处理，可能会导致严重后果，甚至威胁生命安全。

当感觉血糖可能降低的时候，有条件立即进行血糖检测。如果没有条件，按低血糖处理。进食 15g 糖类食物，如白砂糖、方糖、雪碧、可乐和橙汁等。低血糖处理时，避免摄入脂肪,因为它会减慢碳水化合物的吸收,并且增加过多的热量。同时服用 α 糖苷酶抑制剂(如阿卡波糖)的患者,出现低血糖时,需要服用葡萄糖而不是糕点饼干等其他碳水化合物,因为阿卡波糖会抑制多糖的分解,减慢碳水化合物的分解吸收,因此,碳水化合物在这种情况下不能快速升高血糖。

快速升糖的糖类食物

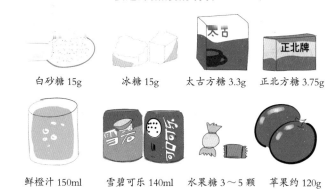

白砂糖 15g　　　冰糖 15g　　　太古方糖 3.3g　　　正北方糖 3.75g

鲜橙汁 150ml　　雪碧可乐 140ml　　水果糖 3～5 颗　　苹果约 120g

15 分钟后复测血糖,如果血糖没有上升,就再进食 15g 糖类食物,然后等待 15 分钟后再次复测血糖。如果血糖已恢复但是要超过 1 小时才能进餐,需再进食碳水化合物或蛋白质,以免血糖再次下降。如果血糖仍然很低或出现意识昏迷,需即刻送医院救治。

四、怎么预防低血糖发生?

1.生活要有规律,定时定量进餐,有可能误餐时提前做好准备,不空腹及过量饮酒;合理安排运动时间、量及强度,运动强度增加时,鼓励在运动前、运动过程中和运动后自测血糖。若运动前血糖 <5.6mmol/L,建议摄入食物,忌空腹运动。

2. 规范用药,注意进餐与用药时间的匹配,如果进餐量减少应相应减少药物剂量。

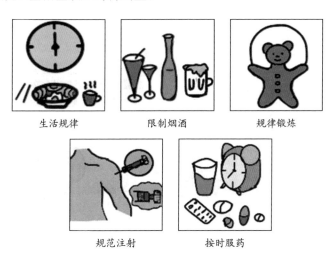

生活规律　　　　　限制烟酒　　　　　规律锻炼

规范注射　　　　按时服药

低血糖的预防

应对低血糖最好的方法是预防,降糖路上注意避开低血糖,勤监测,将血糖控制在目标范围内。

第七节

类风湿关节炎患者六大误区，你中招了吗

何谓类风湿关节炎？

类风湿关节炎（RA）是一种以侵蚀性关节炎为主要临床表现的自身免疫病，其特征是手、足小关节的多关节、对称性、侵袭性关节炎症，经常伴有关节外器官受累及血清类风湿因子阳性，可以导致关节畸形及功能丧失。如果不经过正规治疗，疾病逐渐发展，最终可能致畸、致残。

人们对于类风湿关节炎有许多误区，看看你到底中了几招？

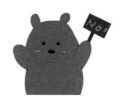

误区

一、类风湿因子阳性就是类风湿关节炎

许多患者甚至医生也认为,关节痛加上类风湿因子阳性,就是类风湿关节炎,这是一种误区。因为类风湿因子本身是人体产生的针对变性免疫球蛋白 G 为抗原的一种自身抗体,由于首先在类风湿关节炎患者的血清中发现,所以被称为类风湿因子。5%～10% 的正常人血清中也可测出类风湿因子阳性,但滴度较低,只有滴度高时才有诊断意义。同样类风湿因子阴性也不能就排除类风湿关节炎,临床上有少部分患者类风湿因子始终都是阴性。

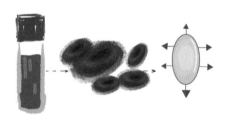

类风湿因子检测

二、抗风湿治疗就是消炎止痛

很多患者包括基层医生也认为,抗风湿就是用消炎镇痛药。用些消炎止痛药物,关节不痛了,就好了。其实治疗类风湿关节炎,关键是防止关节破坏和畸形。目前治疗类风湿药除镇痛消炎药外,还有糖皮质激素、免疫抑制剂、生物制剂。

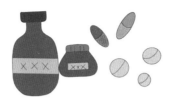

消炎止痛药物

三、自服"纯中药秘方、家传秘方"

在这里尤其要提醒患者一定要警惕这些所谓的"纯中药秘方、家传秘方"等,用药一定要正规,不要自行服用没有药品批号、禁忌证、厂家地址等的药物,要用有国药准字号的药物,以免误服激素,长期服用含有大量激素的中成药导致股骨颈坏死的病例在国内常有报道。一般在急性期、免疫抑制药物尚未显效时或小剂量使用。一旦出现骨质疏松、高血压、血糖升高等副作用,就需在医生指导下减量或停药。不能相信某些中药药酒,即使中药,也有毒副作用,其甚者可导致严重的中毒反应,危及生命。因此要在医生的医嘱的指导下应用中药治疗。

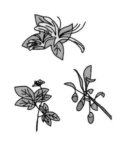

中药秘方

四、关节痛就不想动,不想动就卧床

类风湿关节炎患者要坚持适当的锻炼,可以保持体质和恢复关节功能。否则身体会日渐衰弱,四肢甚至全身肌肉出现失用性萎缩、关节僵直、变形,甚至终身残疾。患者在关节肿胀的急性期需要休息。过了急性期,可在床上做髋、膝、踝关节的屈伸运动,也可理疗。值得提倡的是在温水中活动,除了可以减轻关节疼痛、促进肌肉放松外,并可改善关节活动度、肌力及耐力。

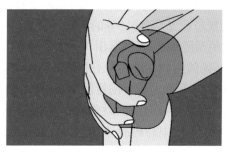

关节痛

五、症状缓解后,就自行停用药物

类风湿关节炎是一种慢性疾病,目前尚无彻底治愈的方法,绝大多数患者在规范、系统、有序的治疗下可以达到临床上缓解,使患者能过上正常人的生活,因此,类风湿关节炎患者必须坚持用药治疗,不能好了伤疤忘了痛。这样做的后果是病情会越来越重。

六、用药后不监测药物的副作用

类风湿关节炎患者在长期用药的过程中,自己认为自己对病情的了解好于专科医生,在用药的过程中不注重检查血常规、尿常规、肝肾功能等,认为自己的症状很好,无须做那些检查,花冤枉钱,其实那是非常错误的,患者对自身疾病的认识大多是片面的,是先从自身的疾患开始认识疾病的,缺乏与疾病相关的系统性,有些药物的毒副作用是在出现症状之前出现的。因此,在规范应用药物治疗的同时应监测药物的副作用。

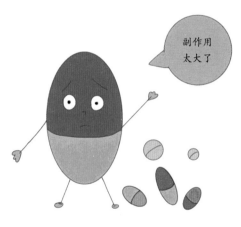

药物副作用

第六章

妇产科和儿科常见
疾病护理知识

第一节

流浪的胚胎

什么是异位妊娠?

"相遇"是一切的开始，一切始于受精卵的形成——历经亿万年的进化变迁，人类的繁衍形式趋于固定，精子与卵子相遇结合成受精卵，并定植在宫腔，这一过程，称为"受孕"。

异位妊娠是指受精卵在子宫腔外的地方着床发育的过程，习称宫外孕。

由于各种原因，受精卵不能顺利到达宫腔内，只能开启宫外之旅，成为"流浪的胚胎"，导致异位妊娠。

异位妊娠包括输卵管妊娠、宫颈妊娠、卵巢妊娠、阔韧带妊娠、腹腔妊娠。

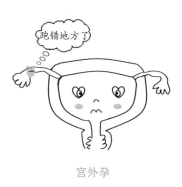

跑错地方了

宫外孕

其中输卵管妊娠占 95%,输卵管妊娠又分为伞部妊娠、
壶腹部妊娠、峡部妊娠、间质部妊娠。

一、为什么会发生异位妊娠?

1. 输卵管炎症。
2. 输卵管妊娠史或手术史。
3. 输卵管功能异常或发育不良。
4. 辅助生殖技术。
5. 避孕失败。

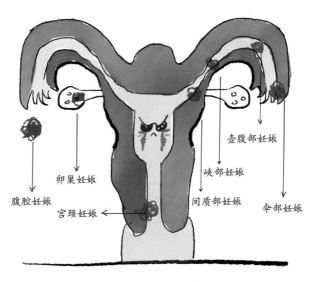

异位妊娠常见部位

二、异位妊娠的常见表现有哪些?

1. 停经 一般有 6～8 周停经史,部分患者无停经史,把阴道不规则流血误以为月经。

2. 腹痛 是输卵管妊娠患者的主要症状(95%),一般表现在破裂前,表现为一侧下腹部隐痛或酸胀感。

3. 阴道流血 60%～80% 的胚胎死亡后常有不规则阴道出血,色暗红,一般少于月经量。

4. 腹部包块 腹部有出血,血液与周围组织或脏器发生粘连形成包块,包块较大或位置较高时,腹部可扪及。

三、异位妊娠破裂出血为什么可怕?

异位妊娠的可怕之处在于没有特异性的表现,异位病灶破裂后往往伴随着快速的腹腔内出血,严重时可危及生命。

异位妊娠在流产或破裂前往往无明显症状,也可有停经、腹痛、少量阴道出血,破裂后表现为急性剧烈腹痛,腹腔内大量隐形失血以致休克。

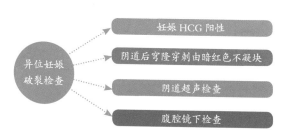

四、异位妊娠怎么治？

1. 少部分患者会自行生化妊娠，无须特别处理，B 超复查。

2. **药物治疗** 包块小没有破裂的，有生育要求的患者，采用化学药物治疗。但需要观察病情，随时可能转为手术治疗。

3. 手术治疗

（1）保守手术：切开取胚手术，适用于有生育要求的患者，但是再次宫外孕的概率会上升。

（2）根治手术：切除患侧输卵管，大出血休克，不得已的情况下为保命，医生只能切除子宫。

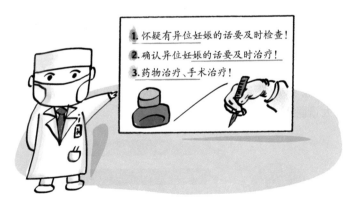

早发现早治疗

五、如何降低异位妊娠的发生率?

1. 做好准备再怀孕,减少意外怀孕,避免反复人流,减少宫腔内操作。

2. 注意个人卫生,减少盆腔炎、输卵管炎发生。

3. 孕前要检查,有异常情况及时治疗。

4. 接受规范的孕期检查可以有助于及时处置,减少宫外孕的发生。

第二节
生化妊娠咋回事

故事情境

小红前段时间用验孕棒验出阳性，可没高兴几天就发现阴道出血。去医院检查，医生说这是"生化妊娠"，空欢喜一场。生化妊娠究竟是啥意思？

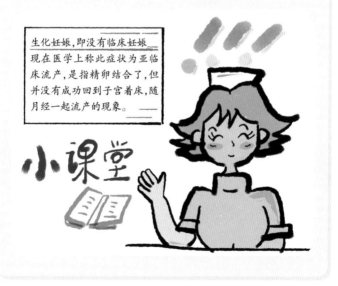

生化妊娠，即没有临床妊娠，现在医学上称此症状为亚临床流产，是指精卵结合了，但并没有成功回到子宫着床，随月经一起流产的现象。

小课堂

正常怀孕时，精子卵子结合形成受精卵，再"种植"在子宫的适当部位，继续生长发育。但不是所有的妊娠都能得到宝宝。生化妊娠是在孕囊形成之前，胚胎自然终止，就如流星划过。早期流产一般发生在妊娠的前3个月，其中有约2/3为隐性流产，即发生在"下次月经前"的流产。早孕试纸呈阳性，是因为受精卵形成之初，就能分泌特异的HCG（人绒毛膜促性腺激素），就出现了尿妊娠试纸的两条红杠杠。但因为这种流产出现得早，除了生化检测能发现，不能用其他任何方法检测，包括超声、病理等方法，所以叫生化妊娠。

生化妊娠是优胜劣汰，胚胎自然淘汰的过程，不要过于紧张或惋惜。妊娠时间短，又没有着床，对机体的损伤小。一般不会影响下次的妊娠，不需要特殊处理。但如果连续多次出现生化妊娠，就应该及时到医院进行系统检查，查找病因，对症治疗。生化妊娠后，患者需要注意自己是否有阴道出血及腹痛情况，监测HCG水平，直至其下降至正常为宜。在恢复至正常前，暂禁性生活，避免立即受孕。正常行经2～3次后可以备孕。

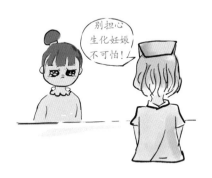

别担心
生化妊娠
不可怕！

第三节

有些妇科病不用治

故事背景

"宫颈糜烂属生理状态,盆腔积液可自行消失,乳房胀痛经期过后可缓解,白带会周期性变化"。面对体检报告单,大多数人一知半解。因此,每年的体检后都会有人迷茫于一些医学专业术语,同时也因一些体检描述担惊受怕,有些人会去百度对号入座,精神负担很重。女性由于性别原因要做很多检查。有些结果听起来"吓人",但其实并无大碍。所以体检报告最好请专科医生帮你分析解读,消除顾虑。

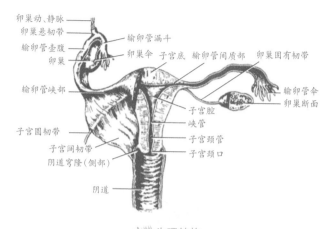

卵巢动、静脉
卵巢悬韧带
输卵管壶腹
卵巢
输卵管峡部
子宫圆韧带
子宫阔韧带
阴道穹隆(侧部)
阴道

输卵管漏斗
卵巢伞　子宫底　输卵管间质部　卵巢固有韧带
输卵管伞
卵巢断面
子宫腔
峡管
子宫颈管
子宫颈口

女性生理结构

一、宫颈糜烂

从 2008 年起,妇产科教科书取消了"宫颈糜烂"这个疾病,取而代之的是宫颈柱状上皮异位。宫颈上皮有两种不同形态的细胞。一种叫鳞状上皮细胞,另一种叫柱状上皮细胞。前者覆盖宫颈表面,较光滑。而宫颈管内通常都是柱状上皮细胞覆盖,它就显得凹凸不平。因为雌激素的作用,会发生周期性的变化,柱状上皮细胞就会往外生长,使宫颈变成看似"糜烂"的外观,但其实这是一个正常的生理状态。只要定期做宫颈癌筛查,没有阳性病变,宫颈糜烂通常是不需要特殊治疗的。

二、盆腔积液

盆腔处于腹腔在全身最低的部位,当有渗出液或漏出液时自然就会被引流到盆腔,从而形成盆腔积液。部分正常妇女在月经期或排卵期会有少量血液聚积在盆腔,形成盆腔积液,这种积液是生理性的,不会引发不适,通常会自行消失,因而不必治疗。

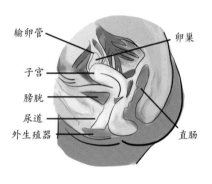

盆腔结构

三、乳腺增生

有卵巢功能的妇女,乳腺会在内分泌激素的影响下,发生周期性增生。在增生期,有些人可能自觉乳房痛或感觉乳腺有些许增厚,这种情况在月经前更为明显,经期过后,上述症状就能自行消退。只要没有触到结节或包块,就不需治疗。可以在月经干净后 2～5 天去乳腺门诊检查并做乳腺 B 超检查。

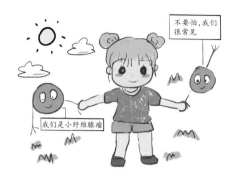

放松心情

四、白带（阴道分泌物）增多

女性从初潮开始出现白色黏液样白带。青春期女性阴道分泌物出现周期性变化：在月经中期呈多量的黏液样或水样分泌物，之后变稠，在月经后半期，随着黄体酮水平的提高，分泌物逐渐减少呈白色。不要将生理性阴道分泌物误认为生殖道感染，随便在网上买药用药，扰乱正常阴道的微生态环境平衡。

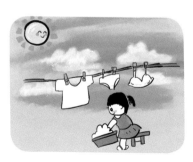

日常护理

第四节

跟乳腺炎 say 拜拜

故事背景

　　各位宝妈，你们听说过乳腺炎吗？乳腺炎是女性常见的疾病，根据病因的不同可分为急性化脓性乳腺炎、乳晕旁瘘管、浆细胞性乳腺炎等，此文以最常见的急性化脓性乳腺炎做陈述。

　　顾名思义，是乳腺的急性化脓性感染，多见于产后哺乳期，尤以初产妇多见，常发生在产后 3～4 周。

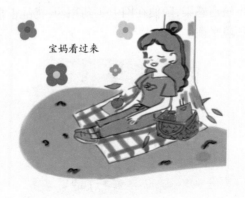

宝妈看过来

一、乳腺炎的常见症状是什么？

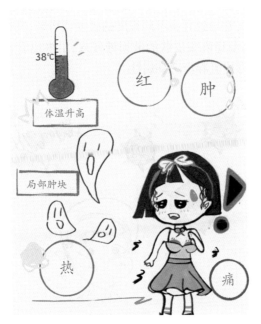

乳腺炎症状

二、为什么会得乳腺炎呢？

1.乳汁淤积　淤积的乳汁是细菌生长的良好培养基地，有利于细菌的迅速生长和繁殖。而且淤积的乳汁会压迫血管和淋巴管，影响正常循环，为急性乳腺炎的发病提供了一定的条件。常见的乳汁淤积的原因有：

（1）乳头发育不良（过小或凹陷），妨碍正常哺乳。

（2）乳汁过多或婴儿吸乳过少。

（3）乳管不通畅。

2. 细菌侵入　由于初产妇缺乏哺乳的经验，在婴儿吮吸乳头时，常导致乳头不同程度的破损或皲裂、糜烂或细小溃疡。细菌经乳头皮肤的破损处侵入，沿淋巴管扩散到乳腺实质，形成乳腺炎感染病灶。

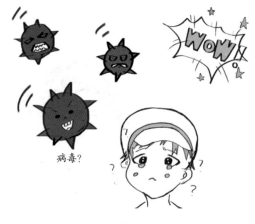

病毒?

细菌侵入

3. 其他因素

（1）哺乳姿势不对，乳汁无法完全吸出。

（2）哺乳期间佩戴紧身胸罩，或长时间开车、背负重物，导致胸部受压迫，乳汁流动不畅。

（3）哺乳期之前，曾经发生过乳腺感染。

（4）产妇过度疲劳、心情过度紧张或营养不良。

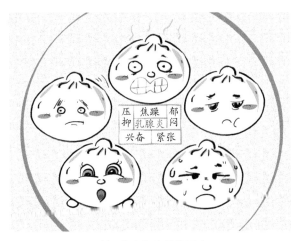

引起乳腺炎的其他因素

三、得了乳腺炎应该怎么办?

处理原则:

1. 控制感染,排空乳汁。

2. 脓肿形成前主要以抗生素等治疗为主。

3. 脓肿形成后需及时行脓肿切开引流(即手术治疗)。

万全之策:还是建议宝妈们及时去医院就诊哦!

四、得了乳腺炎应该如何自我护理?

1. 缓解疼痛　防止乳汁淤积,患乳暂停哺乳,定时用吸奶器吸净乳汁;局部托起:用宽松胸罩托起患乳,以减轻疼痛和肿胀;热敷以促进局部血液循环和炎症消散。

2. 清洁卫生　注意保持乳头的清洁卫生,可以常用温水清洗乳头,需要注意的是,不宜让婴儿含乳头睡觉,哺乳后用胸罩将乳房托起。

3. **注意饮食** 在发病期间,饮食一定要注意,以清淡的、容易消化的食物为主,一定要避免食用辛辣刺激性强的食物。

4. **自我护理** 多喝水、多休息、放松心情是最基本的自我护理。部分急性乳腺炎患者是由于心情不畅、烦躁压抑所导致的,妈妈们在自我护理的过程当中要注意解除烦恼,消除不良情绪,学会进行自我调理。

5. 妈妈们一定要避免长时间地和宝宝共用私人用品,宝宝的抵抗能力比较弱,家长还需要注意避免频繁亲吻宝宝或者用手触摸宝宝。

6. **处理乳头破损** 乳头乳晕破损或皲裂者,暂停哺乳,该用吸乳器吸出乳汁哺育婴儿;局部用温水清洗后涂抹抗生素软膏,待愈合后哺乳;症状严重时及时诊治。

7. **养成良好的哺乳习惯** 定时哺乳,每次哺乳时将乳汁吸净,如有淤积应使用吸奶器排空乳汁。

8. **纠正乳头内陷** 乳头内陷者在妊娠期和哺乳期每日挤捏,提拉乳头,矫正内陷。

最后,让我们携手赶走乳腺炎,做幸福的妈妈!

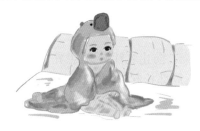

开心宝贝

第五节

15 字口诀远离手足口病

故事背景

　　每年手足口病都会出来肆虐一番，席卷各大幼儿园、育婴场所，而春夏交际、夏秋换季是小儿手足口病高发时期。家长如发现孩子手部、脚部、口腔部位有红色皮疹、斑丘疹，要引起重视喔！

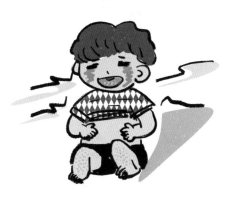

手足口病

什么是手足口病?

手足口病是肠道病毒引起的具有高度传染性的发疹性传染病,常常通过消化道、呼吸道接触传播。特别喜欢5岁以下的孩子,3岁以下的宝宝是它的最爱,也偏爱免疫力和抵抗力较差的孩子。传染力强、传播快,通常会出现口痛、厌食、低热,手、足、口腔等部位出现小疱疹或小溃疡,多数患儿1周左右自愈,少数患儿可引起心肌炎、肺水肿、无菌性脑膜脑炎等并发症。

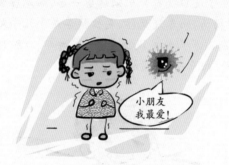

手足口病易感人群

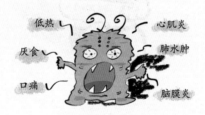

手足口病的并发症

一、发生手足口病的原因是什么?

密集人群接触多为高病发人群,像幼儿园群体,手足口病传播途径多,通过密切接触患者的粪便、疱疹液和呼吸道分泌物,被细菌污染的毛巾、牙杯、玩具、餐具、奶瓶等,家长早发现、早隔离、早治疗是可以预防手足口病的。

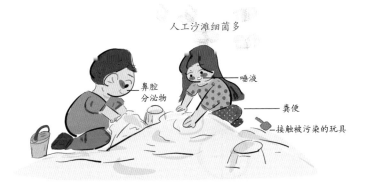

手足口病发生的原因

二、我们该如何预防手足口病呢?

1. 饭前便后、外出后要用肥皂或洗手液等给儿童洗手,不要让儿童喝生水、吃生冷食物,避免接触患病儿童。

2. 看护人接触儿童前、替幼童更换尿布、处理粪便后均要洗手,并妥善处理污物。婴幼儿的奶瓶、奶嘴使用前后应充分清洗,玩具、个人卫生用具、餐具等物品进行清洗消毒。

3. 本病流行期间不宜带儿童到人群聚集、空气流通差的公共场所,注意保持家庭环境卫生,居室要经常通风,勤晒衣被。

4. 儿童出现相关症状要及时到医疗机构就诊。患儿不要接触其他儿童,轻症患儿不必住院,宜居家治疗、休息,以减少交叉感染。

重点提示

手足口病没有特效药,只能缓解相应的症状!但绝大多数手足口病例症状都比较轻微,一般 1～2 周便可自愈。所以妈妈们要淡定!

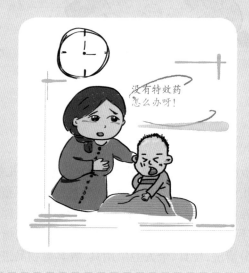

最后总结一下,手足口病可防可治,重在预防。养成良好的卫生习惯:勤洗手、吃熟食、喝开水、勤通风、晒太阳,就能有效的预防手足口病的发生。

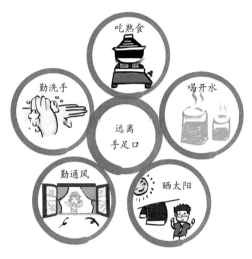

远离手足口病 15 字预防重点

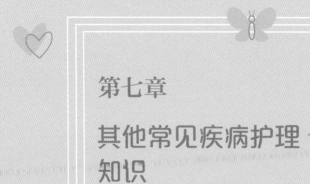

第七章

其他常见疾病护理
知识

第一节
流感和感冒傻傻分不清楚

故事背景

秋冬季节,有点发热,就很紧张,会不会得了流感? 是该在家观察还是该尽早去医院? 该吃什么药?

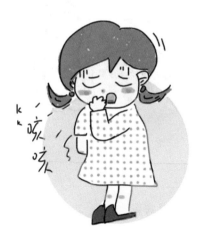

上呼吸道感染症状

普通感冒与流感区别

普通感冒一般发热较轻或不发热，全身症状较轻，而流涕、打喷嚏、鼻塞、嗓子疼等上呼吸道症状明显。持续时间较短，很少出现并发症。

流感则由流感病毒引起，主要表现为急起高热、明显的头痛、全身酸痛、乏力等症状，而打喷嚏、鼻塞、流鼻涕、嗓子疼等上呼吸道症状轻微。少数流感患者可能表现出消化道症状，如恶心、呕吐、食欲缺乏、腹泻、腹痛等。

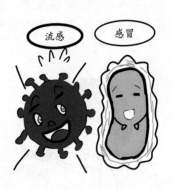

	流感	感冒
病原体	流感病毒	副流感病毒、冠状病毒等
流感病原学检测	阳性	阴性

续表

	流感	感冒
传染性	强	弱
发病的季节性	有明显季节性（我国北方为 11 月至次年 3 月多发）	季节性不明显
发热程度及持续时间	多高热（39～40℃），可伴寒战。3～5 天	不发热或轻、中度热，无寒战 1～2 天
全身症状	重。头痛、全身肌肉酸痛、乏力	轻或无
病程	5～10 天	5～7 天
并发症	可合并中耳炎、肺炎、心肌炎、脑炎或脑膜炎	少见

一、如果得了流感或感冒，怎么办？

流感病情较轻的患者一般持续 5～7 天，严重者可能会并发病毒性肺炎，表现为高热、咳嗽、呼吸困难和发绀，甚至出现呼吸衰竭。如果持续高热、症状比较严重，比如出现咳嗽、咳痰、腹泻、头痛、头昏、心慌甚至呼吸困难等表现，要及时到医院就诊。

1. 以下人群是重症流感高危人群，出现流感样症状，不要硬扛，要及时到医院进行诊断治疗。

（1）65 岁及以上的老人。

（2）年龄 <5 岁儿童。

（3）妊娠或产后 2 周健康女性。

（4）肥胖者（体质指数 >30）。

（5）伴有慢性呼吸、心血管、肝、肾、血液系统疾病，免疫功能抑制，<18 岁，长期服用阿司匹林的人。

（6）长期居于护理院或养老院者。

2. 流感是有抗病毒药物进行治疗的，建议在 48 小时之内吃药，效果最好。普通感冒只需要进行对症治疗，适当吃点感冒药，西药、中成药都可以。无论流感或普通感冒，都需要注意休息。在家休息也要讲究方法，病才好得快。

（1）注意休息：作息规律，早睡早起。

（2）饮食清淡。

（3）多喝水：正常成人一般每天饮水量 1500～2000ml，这里的饮水量并不单指喝的水，身体摄入的所有水分都包括在内，生病期间多喝 500ml 的水，也就是一瓶普通大小的矿泉水瓶的量。

（4）注意与家人和同事隔离。

（5）注意咳嗽礼仪：流感患者打喷嚏或咳嗽时，如未佩戴医用防护口罩，需要使用纸巾、毛巾等遮住口鼻，咳嗽或打喷嚏后洗手，尽量避免接触眼睛和口鼻。

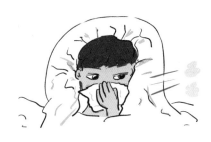

咳嗽礼仪

二、得了流感，吃什么药？

（一）得了流感，吃抗生素管用么？

抗生素对于细菌感染有一定的疗效，但流感是一种病毒感染，服用抗生素不能治疗流感。如有继发感染，可遵医嘱服用抗生素。

（二）得了流感，吃退烧药管用么？

有些人得了流感发高烧不重视，觉得在家吃点退烧药就行了。退烧药并不能治流感，只能让体温下降，人感觉舒服一些。很多患者吃了退烧药，隔了一会儿又烧起来，又吃退烧药，这样反复使用退烧药，不仅副作用大，还会掩盖病情真实的进展，持续高热的患者，还是应该及时就医。

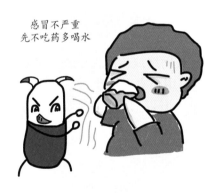

感冒不严重
先不吃药多喝水

（三）得了流感，输液好得快？

很多人一听自己得了流感，就觉得要赶紧输液，这样好得快。其实，多数流感患者症状都比较轻，吃上抗流感病毒的药物、居家休息、注意隔离就可以了。对于一些因为流感引发肺炎、甚至出现呼吸衰竭等重症的患者才需要输液、吸氧等支持性、对症的治疗。

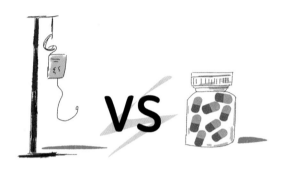

吃药与输液

（四）抗流感"神药"奥司他韦到底疗效如何，安全吗？

有人担心被网络疯传的"抗流感"神药"奥司他韦效果不明显、副作用还大。医生表示，奥司他韦疗使用最为广泛，在48小时以内服用，疗效最好，这种药最多吃5～7天。

三、流感怎样预防？

1. 保持室内空气流通，流行高峰期避免去人群聚集场所。

2. 咳嗽、打喷嚏时应使用纸巾等，避免飞沫传播。

3. 常洗手，避免脏手接触口、眼、鼻。

4. 流行期间如出现流感样症状及时就医，并减少接触他人,尽量居家休息。

5. 流感患者应呼吸道隔离 1 周或至主要症状消失,用具及分泌物要煮沸消毒或阳光暴晒 2 小时。

6. 加强户外体育锻炼,提高身体抗病能力。

7. 秋冬气候多变,注意加减衣服。

8. 接种流感疫苗,接种流感疫苗是其他方法不可替代的最有效预防流感及其他并发症的手段且疫苗每年接种方能获得有效保护。

9. 药物预防,抗病毒药物只能作为没有接种疫苗或接种疫苗后尚未获得免疫能力的高合并症风险人群的紧急临时预防措施。

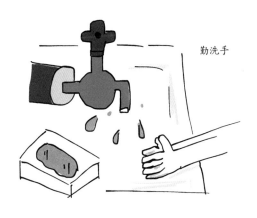

勤洗手

四、去年接种了流感疫苗,今年还要接种吗?

流感去年得了,今年还可能再得。因为每年流行的流感病毒有好几种,去年得了流感,可能对某一种流感病毒产生了一定的免疫力,但今年还可能感染其他流感病毒。而且,每年流行的流感病毒也有差异,因此流感病毒疫苗需要每年接种。

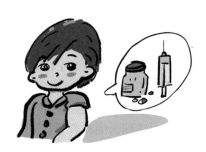

疫苗接种

第二节
说说鼻出血那些事

故事背景

做个擤鼻动作,流鼻血了。

被篮球撞到,流鼻血了。

什么也没有做,也莫名流鼻血了。

流鼻血

从鼻子流出的一股鲜红,

经常让我们紧张不安、手足无措。

紧张情绪

一、为什么会流鼻血?

流鼻血原因可分为局部原因和全身原因。

1. 局部原因　外伤、异物、炎症、肿瘤等。

2. 全身原因　动脉或静脉压力增高、血管张力改变、凝血功能障碍。

二、这些鼻血是哪里来的?

儿童、青少年鼻出血的部位最多见于鼻中隔前下方的易出血区域——图示左边圆圈处,为鼻出血最常见部位。

老年人鼻出血常与高血压和动脉硬化有关,出血部位多见于鼻腔后部,位于鼻甲后端附近的吴氏区(鼻咽静脉丛及鼻中甲后部的动脉)——图示右边圆圈处,为鼻出血最危险部位。

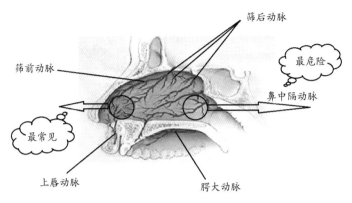

筛后动脉

筛前动脉

最危险

鼻中隔动脉

最常见

上唇动脉

腭大动脉

鼻部主要血管分布

三、流鼻血了怎么办?

(一)切记,不可后仰,再按照以下流程进行操作

1. 指压止血方法　临床上最常见的是鼻中隔前下方出血,此处一般出血量少,您可以用手指捏紧两侧鼻翼10~15分钟。对,就是用双手擤鼻的姿势。

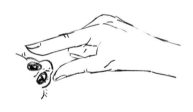

擤鼻姿势

2. 冰袋冷敷法　如家里有冰袋,您可以将冰袋敷于前额或者鼻背部。如没有冰袋,棒冰、冰激凌等冰冻物品也可

以尝试起来。

3. 填塞止血法（前鼻孔填塞） 此方法最好专业的人来做，自己不要轻易尝试。

（二）几种常见的错误方法请不要做

1. 仰头或平躺 众所周知，水往低处流，同理鼻部出血后，仰头或平躺会使鼻腔内已经流出的血液流向更低处——咽喉部。流入咽喉部的血液会被吞咽进入食管及胃肠，刺激胃黏膜引起恶心呕吐。如果出血量大，还会容易吸入气管及肺内引起呛咳，造成吸入性肺炎，甚至堵住呼吸道引起窒息的风险。

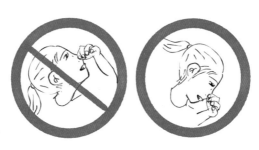

错误与正确的擤鼻姿势

2. 用纸巾填塞鼻孔 有些人在处理鼻出血时就地取材，用纸巾进行填塞。但是殊不知纸巾填塞，不仅会因为填塞压力不够或者位置不对而起不到止血作用，而且会引起感染。因为纸巾通常没有无菌处理，鼻部破损，细菌进入引起感染。

3. 吞血 流出的鼻血，有人会顺嘴吞下，但是吞下的血液会刺激胃部，引起恶心呕吐。

四、怎样预防鼻出血？

1. 要找出出血的原因,采取有效的预防措施,如有鼻部疾患应尽早就医,积极治疗。

2. 高血压和动脉硬化是中老年人鼻出血的主要原因。中老年人的血管如同用久的皮筋——脆性大、弹性差。当暂时性或持续性血压升高时,硬化的血管就容易破裂。又因血管收缩能力差,致使出血不止。过度兴奋、悲哀都会使患者血压增高,促使鼻出血现象出现。服降压药时每日测血压,观察其波动变化及保持情绪稳定尤其重要。

3. 环境、气压急剧变化时也可引起血压暂时性升高,因此既往有高血压者外出时要注意天气的变化,过冷过热都要有措施。房间干燥可改善房间的温湿度。

4. 如果出行需要乘坐飞机,那么在乘飞机之前进行自我评估鼻腔情况,是否适合。因为乘飞机会气压增高血管壁张力加大造成出血。

第三节
攻克那些关于肺癌的谣言

故事背景

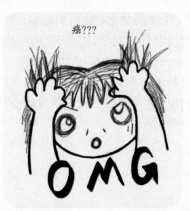

听说肺癌会传染?

听说肺癌会遗传?

为什么我不吸烟也得肺癌?

对于肺癌,您是否感觉非常恐惧?

谈癌色变的今天您是否也经常听到这些谣言?

您相信吗?

您真的了解肺癌吗?

不能认清肺癌的真面目又去如何攻克?

今天让我们来辟谣!

一、谣言 1：只有吸烟的人才会得肺癌。

吸烟被认为是最危险的致癌因素,是肺癌的首要"元凶"。包括二手烟是肺癌最主要的风险因素,但还有其他的原因。有数据证明约 15% 的肺癌患者从不吸烟。从流行病学调查来看,肺癌患者中以腺癌为主,而吸烟与鳞癌的发病率具有较大相关性。

对于中国很多不吸烟的女性而言,厨房油烟,固体燃料(煤球、柴火等)、装修材料等是导致肺癌的主要风险因素。

在美国,除了吸烟,肺癌的第二大风险因素是氡,一种无色无味的放射性气体。它通常天然存在于岩石和土壤中,可能由于各种原因被释放到家中。如果担心,大家可以找相关机构,测试家里或者办公室氡气是否超标。除此之外还有空气污染,包括雾霾毫无疑问是肺癌风险因素,必须要治理。

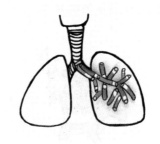

吸烟是肺癌最危险的致癌因素

二、谣言 2:所有肺癌患者都有咳嗽的症状

咳嗽是胸部疾病的常见临床症状。凡喉、气管、支气管及胸膜受刺激时,经迷走神经传至延髓均可产生咳嗽症状。肺段支气管以上较大支气管受到刺激时咳嗽症状尤为多见。发生在肺段以上支气管中央型肺癌有咳嗽症状占73%,发生在肺段以下支气管及肺泡的周围型肺癌有咳嗽症状占 14.1%。大部分肺癌患者确实有咳嗽症状,但也有一部分患者没有出现咳嗽甚至无症状。

三、谣言 3:肺癌会遗传和传染吗?

肺癌确实有遗传相关性,但肺癌不是遗传性疾病,只是有易感性因素,所以即使有家族病史,只要你不抽烟、不接触污染因素也不会轻易得肺癌。同时肺癌不是传染病,不会通过接触、亲吻传染。因为肿瘤进入到别人身体里是非常困难的,即使进去了,别人的免疫系统可以把它杀死,所以不要歧视肺癌患者。

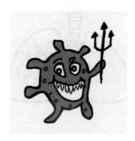 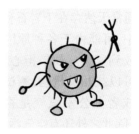

免疫细胞 1　　　　　　　　　　免疫细胞 2

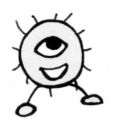

免疫细胞 3

四、谣言 4:小结节＝肺癌?

对发现小结节的态度要重视,但也不能太过紧张,更不能一概而论,以免陷入"一刀切"的误区。有些肺结节仅仅是良性的钙化,而有些可能是早期肺癌。目前,低剂量螺旋CT 可以筛选出最小 3～4mm 的小结节,此时从影像形态上来看,不能精确分辨出结节的良恶性,按照目前国际上认可的标准可以定期随访,不需要盲目手术切除。"对于检查出来结节直径大小在 6mm～1cm 的患者,切不可掉以轻心。此时需要临床医师做出充分评估,给予进一步的处理建议,高度可疑患者可通过参加第二年筛查、随时复查、穿刺活检、胸腔镜或微创手术活检等明确结节的良恶性。

五、谣言 5:手术治疗? 我还能呼吸、生存吗?

人有两个肺,左肺和右肺。左肺有两片肺叶,右肺有三片肺叶。当癌细胞未扩散,可选择手术切除病变的肺组织,如一个肺叶的部分或者全部。剩余肺组织将逐渐代偿切除组织的功能。

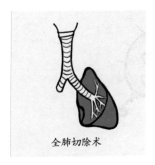

全肺切除术

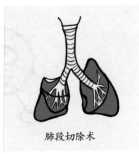

肺段切除术

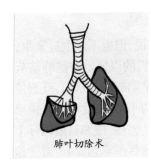

肺叶切除术

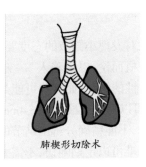

肺楔形切除术

六、谣言 6：如果是老烟民，即便戒烟也晚了，无济于事

无论吸烟多久，戒烟的益处都几乎是立竿见影的。

戒烟后肺可以更好地工作，功能立刻可以得到改善。同时，肺癌风险会随着戒烟时间推移而降低。研究表明，即使老烟民，戒烟 10 年后，得肺癌的可能性依然会下降超过 50%。

七、谣言 7：如果已经得了肺癌，戒烟是没有意义的

绝大多数患者生病后第一时间就戒烟了，但依然有个别人比较顽固。为什么推荐患者戒烟？因为如果停止吸烟，治疗效果会更好，不良反应也能减轻。比如，如果早期肺癌，戒烟的人手术治愈率比吸烟人高。如果喉部需要放疗，那戒烟的患者，喉咙更不易嘶哑。还有很重要的一点，戒烟能降低二次肿瘤的发生。总不希望治好一个肿瘤，又来下一个吧。总而言之，90% 肺癌都和吸烟有关，只要戒烟，保持健康生活习惯，肺癌发病风险就会大幅下降。无论对任何人，都是如此。

第四节

炎炎夏日,对中暑,你又了解多少

故事情境

炎炎夏日,有没有感觉整个人跟这天气一样燥热?仿佛每一个毛孔都在用力的呼喊——我好热!

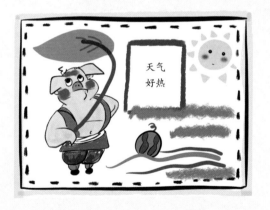

一、为什么会发生高温中暑?

在炎热的夏季或初秋,高温、高湿、强热辐射天气可造成人体的体温调节、水盐代谢、循环系统、消化系统、神经系统、泌尿系统等出现一系列生理功能改变,一旦机体无法适应,引起正常生理功能紊乱,则可能造成体温异常升高,从而导致中暑。中暑是一种威胁生命的急症,若不及时处理,可引起抽搐,器官功能障碍,甚至死亡。当人体的中心体温达到41℃时,会产生不可逆的伤害。

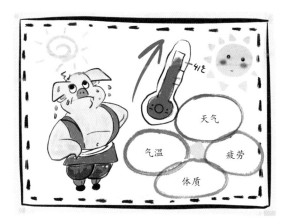

中暑原因

二、中暑的表现有哪些?

中暑分为先兆中暑、轻症中暑、重症中暑。

1. 先兆中暑 在高温环境下,出现头痛、头晕、口渴、多汗、四肢无力发酸、注意力不集中、动作不协调等,体温正常或略有升高。

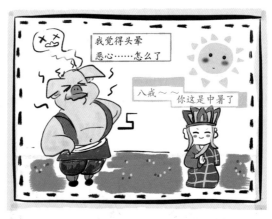

先兆中暑症状

2. 轻症中暑　除先兆中暑症状外,体温往往在 38.5℃以上,伴有面色潮红、大量出汗、皮肤灼热或出现四肢湿冷、面色苍白、血压下降、脉搏增快等表现。

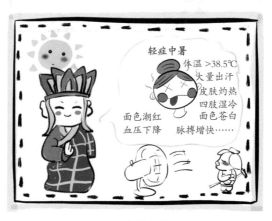

轻症中暑症状

3.重症中暑　重症中暑包括热痉挛、热衰竭和热射病。

（1）热痉挛：是突然发生的活动中或者活动后痛性肌肉痉挛，好发于活动较多的四肢肌肉及腹肌等，尤以腓肠肌为著，常呈对称性，时而发作，时而缓解。热痉挛也可为热射病的早期表现。

（2）热衰竭：其征象为大汗、极度口渴、乏力、头痛、恶心呕吐，体温高，可有明显脱水征如心动过速、直立性低血压或晕厥，无明显中枢神经系统损伤表现。

（3）热射病：其征象为高热（直肠温度≥40℃）、皮肤干燥（早期可以湿润）、意识模糊、惊厥、甚至无反应，周围循环衰竭或休克。此外，劳力性者更易发生横纹肌溶解、急性肾衰竭、肝衰竭、DIC 或多器官功能衰竭，病死率较高。

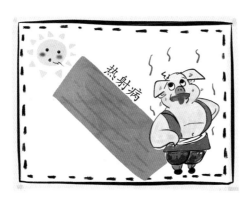

三、如何预防中暑？

中暑虽说容易发生，但预防中暑也不是什么难事，只要做到以下几点，就会有效规避：

1. 合理安排户外活动时间,避开正午炎热的时间(14:00左右)运动。不要暴晒在太阳下,如果必须出门时,应充分做好防晒工作。

2. 保证充足的睡眠,充足的睡眠,可使大脑和身体各系统都得到放松,是预防中暑的措施。

3. 多饮水,补充水分,不要等口渴了才喝水,因为口渴表示身体已经缺水了。

4. 定期为房间开窗通风,最好选择早晚各1次,每次控制在15～30分钟,有利于空气流通及室内"热气"弥散出去。不能长时间居住在温度偏低的空调房间内,一般主张空调的温度调节在24～26℃。

5. 老年人、儿童、屋外作业的人员更加应该注意降温防暑工作。

6. 可随身备有人丹、十滴水、藿香正气水、清凉油等。

7. 多食含钾食物,如海带、豆制品、紫菜、土豆、西瓜、香蕉等。

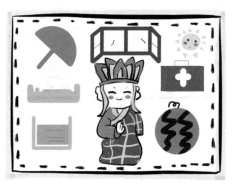

中暑预防措施

四、发现中暑人员,该如何救助?

一旦发现或疑诊中暑人员,就要及时开展中暑的救助,使病员转危为安。科学的救助方法不仅有助于正确救助病员,还能避免并发症的发生。

1. 搬移　迅速将患者抬到通风、阴凉、干爽的地方,使其平卧并解开衣扣,松开或脱去衣服,如衣服被汗水湿透应更换衣服。

2. 降温　患者头部可捂上冷毛巾,可用50%酒精、冰水或冷水进行全身擦浴,然后用扇子或电扇吹风,加速散热。有条件的也可用降温毯给予降温。但不要快速降低患者体温,当体温降至38℃以下时,要停止一切冷敷等强降温措施。

3. 补水　患者仍有意识时,可给一些清凉饮料,在补充水分时,可加入少量盐或小苏打水。但千万不可急于补充大量水分,否则,会引起呕吐、腹痛、恶心等症状。

4. 及时就医　对于重度中暑者,必须及时送往附近的医院进行抢救。运送过程中注意为中暑者遮阴,并使用冰袋等降温措施。在等待救援期间,应使患者平卧,头向后仰,以保持呼吸畅通。若中暑者出现心跳呼吸停止,应立即行心肺复苏。若现场无人能做心肺复苏,应大声向周围呼救。

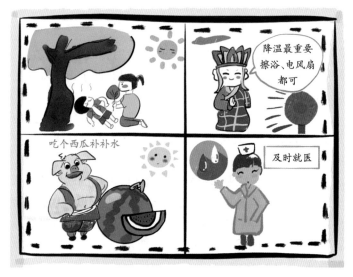

中暑救助措施

五、这些错误的中暑急救方法勿用！

1. 体表过度擦拭酒精　可能过度刺激皮肤,使用过量甚至可能导致酒精中毒。

2. 自行服食退烧药　如果用退烧药来降温,身体对药物的代谢会加重身体的负担,药物的副作用更大。

3. 心前区敷冰袋、冰块　冰块切忌直接置于心前区,以免引起心搏骤停。

4. 涂抹感觉清凉的外用成药(如万金油)　油性物质更不利于散热。

夏天防中暑,千万别大意!

第八章

常见疾病检查护理知识

第一节

胃镜检查知多少

什么是胃镜检查?

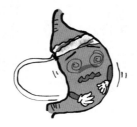

胃不舒服

胃不舒服,通过胃镜能发现很多问题,是很好的检查方式。

胃镜检查就是把一条带有摄像头的纤维软管,由口中伸入受检者的消化道,凭借前端光源发出的强光,医生可以观察患者的食道、胃和十二指肠表面黏膜,让医生了解消化道内各部位的健康状况,并用相关措施进行治疗。

无痛胃镜是指在加强监护、保证生命体征平稳的情况下,输注适当剂量的相应药物使患者处于短暂的睡眠状态,完成胃镜检查后迅速苏醒且无不良反应的方法。该方法可以减少胃镜检查中患者的应激反应且无痛苦、不留记忆,适合广大不能耐受清醒状态胃镜插入患者的检查。

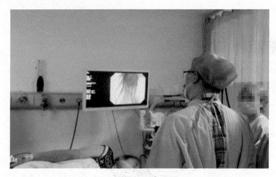

胃镜检查

一、哪些人需要做胃镜检查?

一般来说,有上腹部不适症状的人群都需要做胃镜检查,包括反酸,上腹部疼痛及原因不明的食欲减退和呕血,吞咽不利或进食有阻塞感以及短时间内体重明显减轻,还包括胃和食管手术后患者的定期复查。

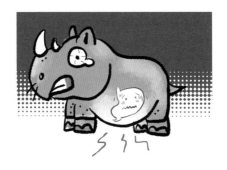

上腹部不适

二、检查前有哪些准备?

1. 禁烟　检查前一天禁止吸烟,以免检查时因咳嗽影响插管;禁烟还可减少胃酸分泌,便于医生观察。

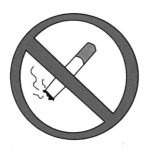

禁烟

2. 关于进食　检查前患者至少要空腹 6 小时以上,禁水 2 小时。如当日上午检查,前一日晚餐后要禁食,当日不吃早餐;如当日下午检查,早餐可吃流质或糖水,中午禁食,禁水 2 小时。重症及体质虚弱禁食后体力难以支持者,检查前可静脉注射高渗葡萄糖液。

3.关于药物　降压药:早上可以正常吃,请在检查前2小时用少量水送服;降糖药和胰岛素:空腹暂停一顿,防止低血糖;阿司匹林等抗凝药:长期服用患者必须告知诊疗医生,如做治疗患者至少停用一周。

三、检查注意事项有哪些?

1.检查前　请遵从工作人员指示检查前服用利多卡因胶浆和二甲硅油乳剂。

(1)利多卡因胶浆:集咽喉局部麻醉、润滑、祛泡、安全等作用于一体,含服给药对咽反射阻断效果好,且术中分泌物少,视野清晰,胃蠕动减少,使用方便。服用后药品的药效持续2小时左右。

(2)二甲硅油乳剂:有效清除肠道内泡性黏液干扰,显著提高内镜视野清晰度。

如有活动性假牙,请提前取下,自行保管;男士请在诊疗时松开皮带。

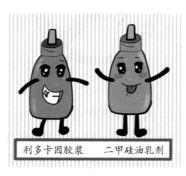

胃镜检查前用药

2. 检查后　2 小时可以吃稀饭、面条等柔软、温凉的食物,避免刺激性的饮食。检查后 1～2 日内禁止吸烟、饮酒、喝浓茶和浓咖啡。检查结束后约 10 分钟,请到窗口拿取内镜报告单,如有异常,请到消化科门诊就诊。内镜活检的患者,请一周后至门诊服务台凭内镜报告单或门诊号拿取病理报告单。回家后注意观察大便颜色,如大便呈柏油或沥青样,同时伴有胃痛不适,要及时到医院请医生处理。因麻醉药品作用,无痛患者检查结束当日禁止开车、骑电瓶车、自行车;禁止做精密的运算;禁止登高作业等,需在家属的陪伴下回家。

第二节

肠镜检查知多少

什么是结肠镜?

结肠镜检查是一种经肛门将结肠镜循腔插入回盲部后,在退镜过程中顺次、清晰地观察肛管、直肠、乙状结肠、结肠、回盲部黏膜状态,而且可以进行活体的病理学和细胞学检查的过程。结肠镜分为无痛结肠镜和普通结肠镜。

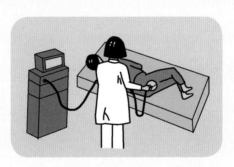

结肠镜检查

一、肠镜是如何做的呢？

（一）无痛肠镜

检查前一天清洁肠道→ 通过静脉麻醉 → 患者背拱起双手抱双腿呈虾状→ 肛门直肠指检 → 润滑 → 插入肠镜进行检查。

（二）普通肠镜

检查前一天清洁肠道 →患者背拱起双手抱双腿呈虾状→ 肛门直肠指检 → 润滑 → 插入肠镜进行检查。

二、肠镜检查前需要做哪些准备呢？

1. 饮食准备

（1）多喝水。

（2）进食流质或半流质饮食（比如粥、馄饨）。

（3）不吃多渣食物（比如各类蔬菜叶子）。

（4）不吃带籽食物（比如西瓜、火龙果）。

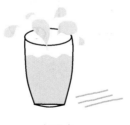

多喝水

2. 肠道清洁　检查前 1 天晚上或至少检查前 4～6 小时。

（1）按照说明书配制泻药,禁止加入牛奶、果汁等。

（2）尽量在 3 小时内喝完,每 10～15 分钟大口喝250ml。

（3）边喝边溜达,帮助肠道蠕动,清空肠道。

（4）喝到大便呈清水样,无残渣。

（5）检查 3 小时前服用二甲硅油 60ml＋水 200ml。

3. 药物

（1）高血压患者降压药可正常吃,无痛肠镜患者距检查 3 小时前一口水吞服。

（2）糖尿病患者降糖药和胰岛素空肚子时暂停使用,防治低血糖。

（3）长期服用阿司匹林等抗凝药者必须告知医生,如需治疗者应至少停药 1 周。

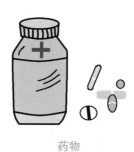

药物

三、检查后有哪些注意事项呢?

1. 饮食　检查结束后若结果正常,2 小时后可以吃温凉无刺激性的半流质饮食,如温凉的稀饭、面条等,若进行息肉电切则需不吃不喝 24 小时后再进食流质如米汤、藕粉等,逐渐半流质(稀饭、面条)至普食(正常饭菜)过渡,禁止吸烟、饮酒、喝浓茶和浓咖啡。

2. 排便　观察大便的颜色,如大便呈黑色或鲜红色同时有肚子疼等不舒服,要及时告知医护人员。

3. 活动　无痛肠镜因麻醉药品作用,检查后5分钟左右患者才会清醒,在此期间家属应陪护好患者,患者清醒后坚持"三个半分钟",即床上躺30秒、床上坐起30秒、床边站立30秒,凳子上休息没有头晕等不舒服的感觉后再走,以防跌倒。肠镜结束当日禁止开车、骑车、做精密的运算、爬山蹦极高处工作等,需在家属的陪伴下回家。

第三节
CT 检查,你了解多少

什么是CT?

　　CT 是英文 computed tomography 的缩写,即电子计算机断层扫描。CT 是用 X 射线束对人体某部一定厚度的层面进行扫描,然后将扫描的图像转换为数字信号,在电脑上进行处理。CT 扫描分为两种,一种是平扫 CT,一种是增强 CT。平扫 CT 很简单,只需要患者躺在 CT 机器上面,几秒钟就完成扫描。增强 CT 就是在平扫 CT 的基础上,往静脉里面注射对比剂,可以让病变组织与正常组织做一个对比,用来区分病变的性质。而且,增强扫描还可以动态的观察病变的动脉期,门脉期,延迟期等。所以,增强扫描比普通的扫描更加的精确,可以得到更多信息,有助于鉴别诊断。

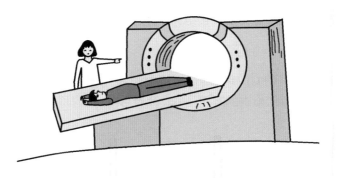

CT 检查

在临床诊疗过程中,CT 检查已成为临床医学不可缺少的诊疗手段。但同时,还有许多患者并不了解 CT 的检查程序与 CT 检查所需注意的事项。那么,今天让小编帮您梳理一下 CT 检查的流程和注意事项。

一、开具 CT 申请单

CT 申请单是由临床医师依照患者病情需要所开具的临床检查,开具申请单时需要如实填写患者就诊信息、检查目的等。对有碘过敏史、甲亢未治疗的患者,禁忌行增强 CT 检查。

二、CT 申请单的缴费

1. 可以在医生诊疗间利用医保卡、支付宝、微信等方式直接结算。

2. 也可以在各个自助机上利用医保卡、支付宝、微信、银联等方式结算。

3. 如果您需要现金结算,可以到人工收费窗口结算。

三、预约 CT 检查时间

所有的 CT 检查均需要提前预约,预约中心的工作人员会告诉您检查的时间、地点、注意事项。

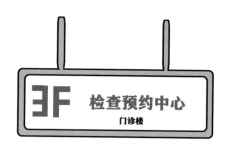

四、CT 检查注意事项

1.CT 检查前

(1)备孕、已孕、哺乳期的女性受检者,应在检查前告知医生。

(2)去除检查部位的金属饰物以及体外异物,消除伪影干扰。

(3)腹部扫描前一周不做消化道钡餐造影,盆腔扫描前憋尿。

(4)增强 CT 检查前,需在 CT 准备中心完成留置针注射。

(5)增强 CT 检查前,禁食 4 小时,多饮水,可减轻对比剂不良反应；等待检查时，若因饥饿出现头晕、出冷汗等低血糖症状，可食糖水、糖块。

（6）为了获取更佳的图像质量，提高疾病检出率，小肠增强及胃增强 CT 检查前护士会指导患者饮用阴性对比剂（2.5% 甘露醇溶液）500 ～ 1 000ml，让胃肠道充分充盈。

（7）增强 CT 需签署"碘对比剂知情同意书"。

禁食

2.CT 检查中

（1）配合技术人员的指导，扫描过程中避免讲话和移动身体。

（2）胸腹检查的患者，做必要的屏气练习，避免呼吸运动的伪影产生。

（3）对不能合作的患者，如婴幼儿、神志不清者，需有健康成人陪同或者遵从临床医师指导给予镇静剂，陪同者应穿好防护衣。

（4）CT 机房配有对讲机，在检查中如有不适或发生异常情况，患者应立即呼叫或举手示意。

3.CT 检查后

（1）听候医生通知,待医生确认图像满意后可离开。部分患者需要做延迟显像,需听从技术人员讲解注意事项,耐心等待检查完成。

（2）增强 CT 检查完成后,患者应在观察区留观 30 分钟,观察有无对比剂不良反应;若有皮疹、声音嘶哑等不适,及时告知 CT 准备中心护士;若无不适,可在拔除留置针后离院。

（3）增强扫描完成后尽量多饮水,一般建议检查后 24 小时内饮水 2 000ml(有禁忌者除外),以加快对比剂排泄。

第四节
核磁共振检查知识小科普

故事情境

　　张大强：医生，我体检时医生说我肝脏有个囊肿，到底是恶性还是良性？会不会是肿瘤啊？

　　医生：从超声检查来看，不像肿瘤，但还是要做个核磁共振检查哦！

　　张大强：核？核？核磁共振？那不是有辐射，很危险吗？

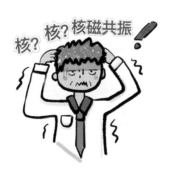

核？核？核磁共振！

你对核磁共振检查了解多少呢?

　　随着影像技术的不断发展,核磁共振检查已被广泛用于临床疾病的诊断,对有些病变成为必不可少的检查方法。核磁共振检查又称磁共振成像(Nuclear magnetic resonance imaging,MRI),是将人体置于特殊的磁场中,用无线电射频脉冲激发人体内氢原子核,引起氢原子核共振,并吸收能量。在停止射频脉冲后,氢原子核按特定频率发出射电信号,并将吸收的能量释放出来,被体外的接收器收录,经电子计算机处理获得图像,这就是磁共振成像。由于它彻底摆脱了电离辐射对人体的损害,又有参数多,信息量大,可多方位成像,以及对软组织有高分辨力等突出的特点,较其他影像技术具有很大的优越性。

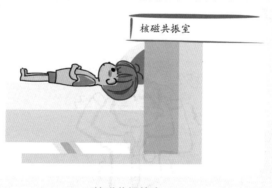

核磁共振室

核磁共振检查

MRI 检查注意事项

核磁共振就像一块巨大的吸铁石,金属物品在靠近磁体时会被飞速吸向机身,从而对造价昂贵的磁共振机造成破坏;这个过程因为速度非常快,也会对大家的人身安全带来威胁;同时,金属异物非常影响磁场的均匀性,从而影响成像质量。所以,做 MRI 检查时大家一定要注意以下内容:

1. 患者和陪同家属在进入检查室之前,应取下随身携带的金属、电子、带磁性的物品,例如:手机、手表、义齿(假牙)、硬币、打火机、磁卡、钥匙、别针、担床、轮椅、拐杖、眼镜、金属饰品、皮带、助听器等,一句话就是任何磁性和金属类的物品都不能带进去哈!

2. 体内有置入物如心脏起搏器、支架、钢板等的患者一定要提前向检查医生告知置入物部位、材料、类型。

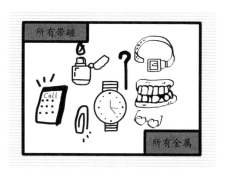

所有带磁和金属不能带入核磁共振室

3. 任何人未经允许,一定不能擅自进入检查室内。

4. 检查全过程在一个相对密闭的环境,有幽闭恐惧症的患者不适合进行检查。

5. 核磁共振检查耗时较长，平均一项 10～30 分钟，有些特殊部位可能耗时更长，所以不能完全自主配合的患者，应在镇静治疗下进行检查。

6. 因为特殊的成像原理，检查时机器会有一定声响，声响的类型请自行参考邻居家的装修。

7. 检查时保持放松，不要移动身体，配合医生做吸气、呼气、屏气就可以了哈。

第五节

谈"核"色变,你 OUT 啦

何谓 PET-CT 检查?

PET-CT(正电子发射计算机断层显像)是最高档 PET 扫描仪和牛讲蠕诡 CT 双每功能的一体化完美融合,由 PET 提供病灶详尽的功能与代谢等分子信息,CT 提供病灶的精确解剖定位,一次显像获得全身各方位的断层图像,具有灵敏、准确、特异及定位精确等特点,可一目了然地了解全身整体状况,临床主要应用于肿瘤、脑和心脏等领域重大疾病的早期发现和诊断。

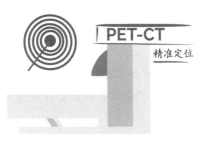

PET-CT
精准定位

　　由于 PET-CT 需要注射核素至体内，由此引发了患者及周围人员对"核"的恐惧，那么核素检查对患者和周围人员的辐射剂量到底有多大呢？PET-CT 常规显像中使用的 18F-FDG 物理半衰期为 110 分钟，总的辐射剂量在较低的水平，大概 1～7mSv。药物注入患者体内后随着时间会很快地衰减，同时加上药物从体内的代谢和排泄，对人体及周围人群不会造成影响。

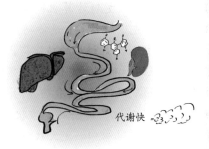

代谢快

药物代谢快

　　放射性药物具有很高的生物学探测灵敏度，与 CT 或 MR 造影剂相比，所需化学量很少，不干扰破坏体内生理过程的平衡状态，通常没有过敏反应。注射核素显像剂以后，不会干扰其他影像检查如超声、CT、MR 等。

PET-CT 检查的注意事项

1. 由于 PET-CT 检查所用药物半衰期很短，所以需要提前预约，准时检查。

2. 检查前 1 天应禁酒、禁做剧烈运动，清淡饮食。

3. 检查前禁食 12 小时以上，可少量饮水，但禁止饮用含糖饮料，检查前禁止输注含糖液体。

4. 若为糖尿病患者，请在医生指导下将血糖控制在 4～7mmol/L。

5. 检查当日应穿着舒适、宽松不含金属饰品的衣物。

6. 近期行消化道钡餐造影检查的患者，建议预约在钡餐检查 1 周后再检查。

7. 检查当日携带所有检查检验资料，以便医生详细了解病史。

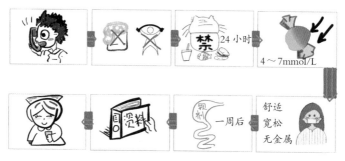

PET-CT 检查的注意事项

正确认识 PET-CT，避免不必要的恐惧，让核医学在疾病的诊断和治疗中发挥更大的作用。

第六节

PICC——一根神奇的管子

故事情境

当患者外周血管条件较差，护士小姐姐找不到血管时；当患者需要输入刺激性或腐蚀性药物（包括化疗、静脉高营养治疗等）时；当患者需要反复输血或血制品、反复采血时——不要慌！一根 PICC 就可以帮助患者解决以上血管通路的难题。

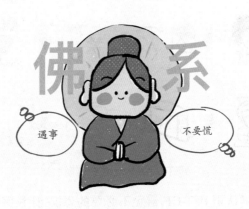

什么是PICC?

一说起 PICC，很多人都会一头雾水：啥是 PICC？中国人保？此处重点敲黑板：在医学领域，PICC 是经外周置入中心静脉导管（peripherally inserted central catheter）的英文简称，与中国人保没有半点关系哦。

PICC，一根神奇的软管。它是 1 根细长、柔软可弯曲的导管，从人体的上臂静脉置入，最终到达心脏附近的大血管（上腔静脉）。正常情况它可以在体内留置至 1 年，为患者提供中长期静脉输液治疗。

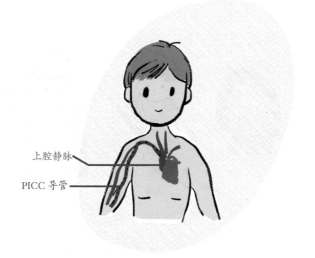

上腔静脉

PICC 导管

PICC 导管

很多患者在置管前顾虑重重:手臂上埋一根导管,会影响生活吗? 梳头怎么办? 吃饭怎么办? 洗澡怎么办? 穿衣怎么办……? 不要急,静脉治疗专职专科美小护来告诉你"怎么办"!

一、如何进行居家护理呢?

1.PICC 置入后是不影响正常生活的,可以做一般家务,如洗碗、扫地、吃饭夹菜、洗脸、拧毛巾、梳头等。

2. 为了促进血液循环,置管侧手臂可以做握拳、伸展等柔和的运动。握拳(球)运动以上臂肌肉有明显收缩为准。带管期间坚持锻炼,促进血液循环,防止血栓形成。

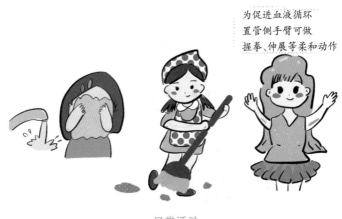

为促进血液循环
置管侧手臂可做
握拳、伸展等柔和动作

日常活动

3. 穿宽松衣物,衣服袖口不宜过紧;"先穿后脱"——穿衣时先穿置管侧手臂,脱衣时后脱置管侧手臂。

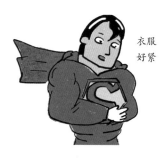

衣服
好紧

4. 置管后可以洗澡,采用淋浴,避免盆浴。

5. 置管后洗澡方法　保鲜膜包裹—上下两头用胶带粘紧—洗澡—检查;或者使用PICC专用防水袖套。

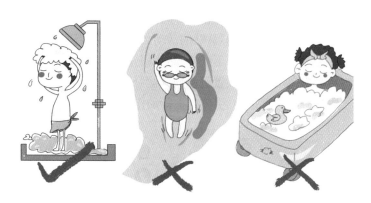

洗澡要求

6. 置管后可使用袜套、管状弹力绷带套在穿刺部位,减少衣物摩擦。

7. 置管后可以将衣袖装上拉链或纽扣,方便护理操作。

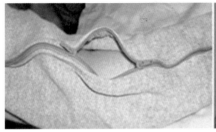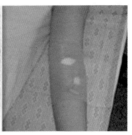

置管后护理

二、置管后要避免哪些动作呢?

1. 请不要剧烈活动、哭闹;避免提举重物或大力甩臂、拄拐帐;避免过于频繁伸屈手臂的活动。

2. 避免可能会打湿敷贴的活动,如游泳、盆浴。

3. 避免拖地;手臂不能拎 5kg 以上重物。

4. 避免"投降式"、置管侧肢体侧卧等睡姿。

5. 避免弯腰拾物、引体向上等动作。

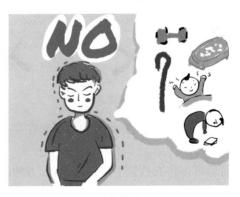

避免动作

三、平时如何做好自我观察要点?

1. 感觉气短或胸痛。

2. 敷贴松脱、接头脱落。

3. 穿刺点有渗液、渗血时。

4. 穿刺部位出现红、肿、热、痛,有分泌物或硬结时。

5. 导管脱出、内缩、回血、破损时。

6. 不明原因的体温升高 >38℃。

7. 不明原因的呼吸困难、胸闷。

Get 了以上技能,就可以安心开启 PICC 带管之旅了。

第七节
输液港,你知道多少

什么是输液港?

　　输液港是完全置入体内的静脉输液装置,为需要长期输液治疗的患者提供可靠的静脉通道。

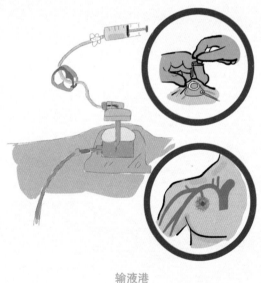

输液港

一、输液港有哪些优点？

1. 感染风险低　完全置于皮下，从而降低了感染的风险。

2. 最大限度的保护隐私　输液港置入后表面无外露导管，港体轻盈小巧，佩戴方便。

3. 完全不影响日常活动　可洗澡，可游泳，打太极拳等，业余活动丰富多彩。

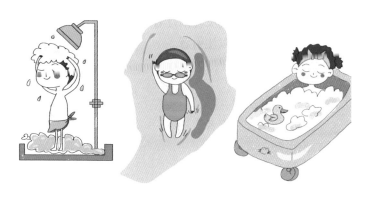

不影响日常活动

4. 护理简单　每4周护理1次，节约您和家人来回去医院的时间与交通成本。

5. 更好地保护您的外周静脉　外周静脉也是我们的重要器官，使用输液港可以完全杜绝机械性静脉炎的发生。

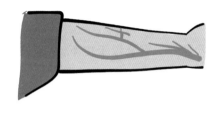

Ⅱ度静脉炎

二、置管适合哪些人？

1. 肿瘤患者需长期反复治疗者。

2. 外周浅静脉难以注射者。

三、哪些人群不适合置管？

1. 局部皮肤破损、感染。

2. 手术区域有肿瘤者。

3. 出血倾向者。

4. 血液高凝状态者。

5. 一般情况太差者。

6. 有严重心肺疾病者。

四、日常维护要注意什么？

1. 置管后1～2周，禁止剧烈运动或超负荷的上肢运动，手臂活动范围尽量不高于肩部。

2. 睡觉时尽量平卧睡姿，避免压迫或拉扯伤口。

3. 保持伤口附近清洁，每24～48h更换一次敷料，如松动或者潮湿,应及时更换。

4. 拆线前,如需洗澡,须咨询医生或护士,并采取相应的防水措施。

5. 术后 7～10 天,视伤口愈合情况,可适时到相关科室进行拆线,拆线两天后方可正常洗澡。

6. 长期使用过程中,静脉输液港必须由专业护士咨询医生或护士维护,建议治疗期的间歇期每四周回医院维护 1 次。非专业请勿直接使用与维护。

7. 做 CT、MRI、造影检查时,严禁使用除高压导管以外的此类静脉输液港作高压注射造影剂,防止导管破裂。

8. 如肩部、颈部出现疼痛及同侧上肢水肿或疼痛等症状,应及时回医院检查。

9. 如出院不能回院维护治疗时,请务必在当地找正规医院指定专业人员为您维护治疗。

五、常见的并发症有哪些?

1. 静脉炎。

2. 导管堵塞。

3. 血栓形成。

4. 出血或血肿。

5. 感染。

6. 穿刺失败。

六、如何预防并发症呢?

1. 多喝水。

2. 定期维护。

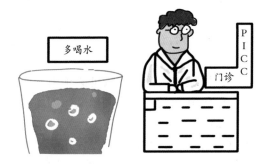

预防并发症

32检